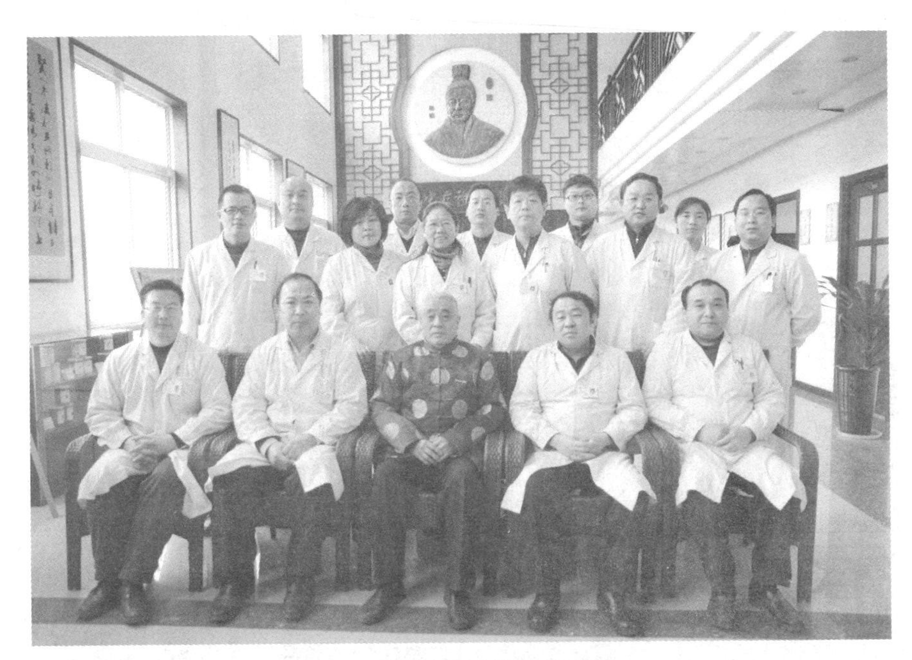

王宏坤教授工作室成员

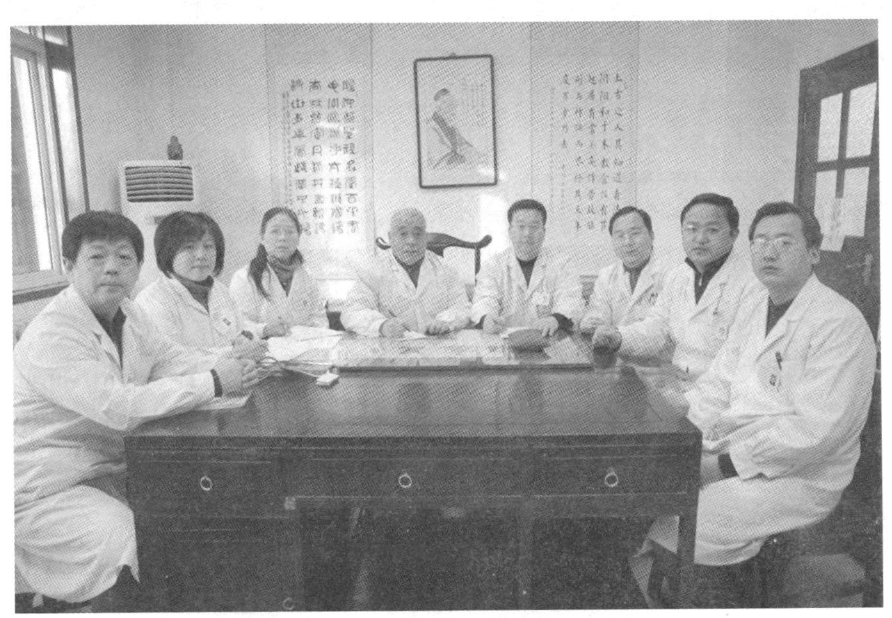

王宏坤教授与弟子们在工作室

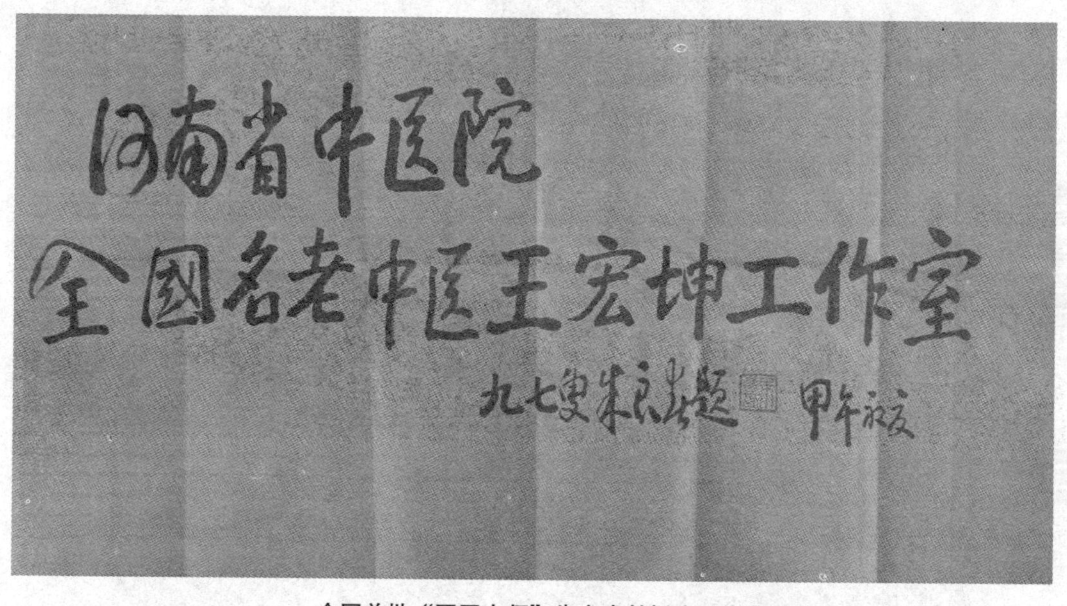

全国首批“国医大师”朱良春教授为工作室题名

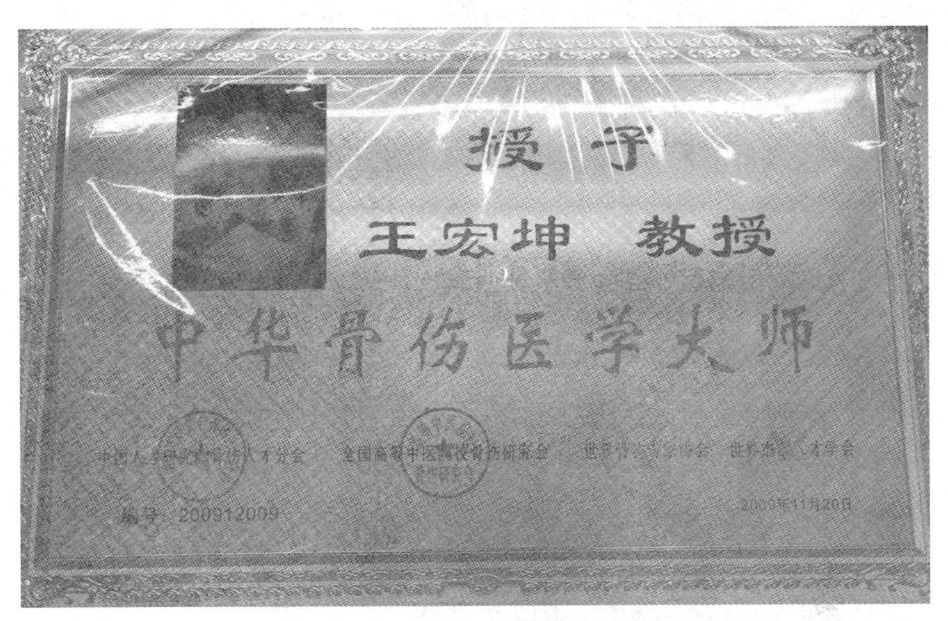

王宏坤教授获“中华骨伤医学大师”称号

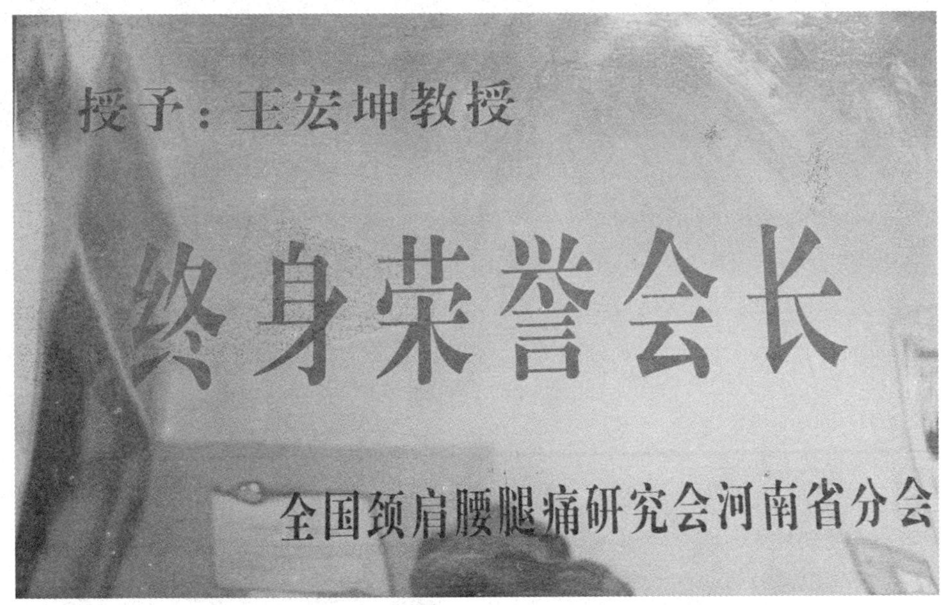

王宏坤教授被全国颈肩腰腿痛研究会河南省分会授予“终身荣誉会长”称号

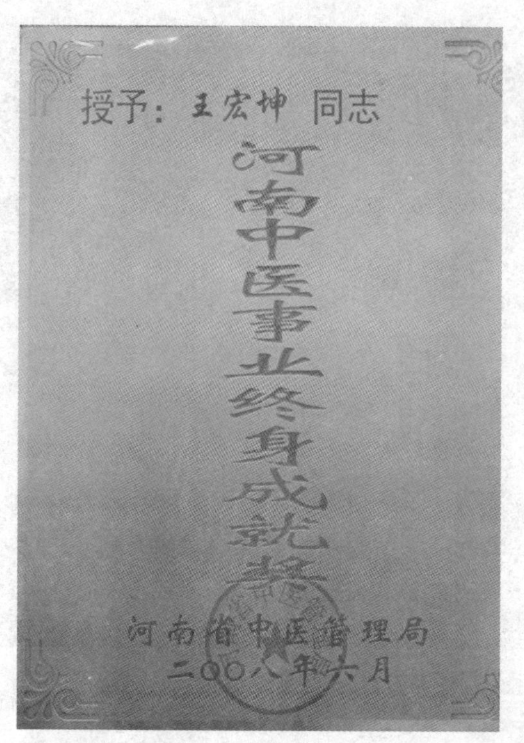

授予：王宏坤 同志

河南中医事业终身成就奖

河南省中医管理局
二〇〇八年六月

王宏坤教授获河南中医事业终身成就奖

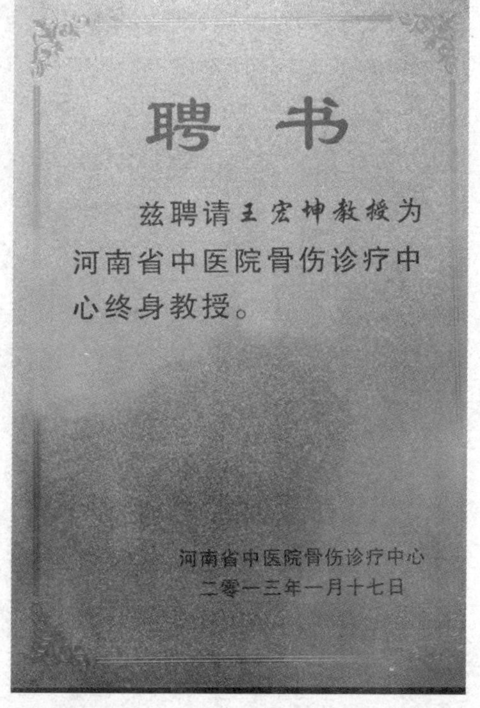

聘 书

兹聘请王宏坤教授为河南省中医院骨伤诊疗中心终身教授。

河南省中医院骨伤诊疗中心
二零一三年一月十七日

王宏坤教授受聘为河南省中医院骨伤诊疗中心终身教授

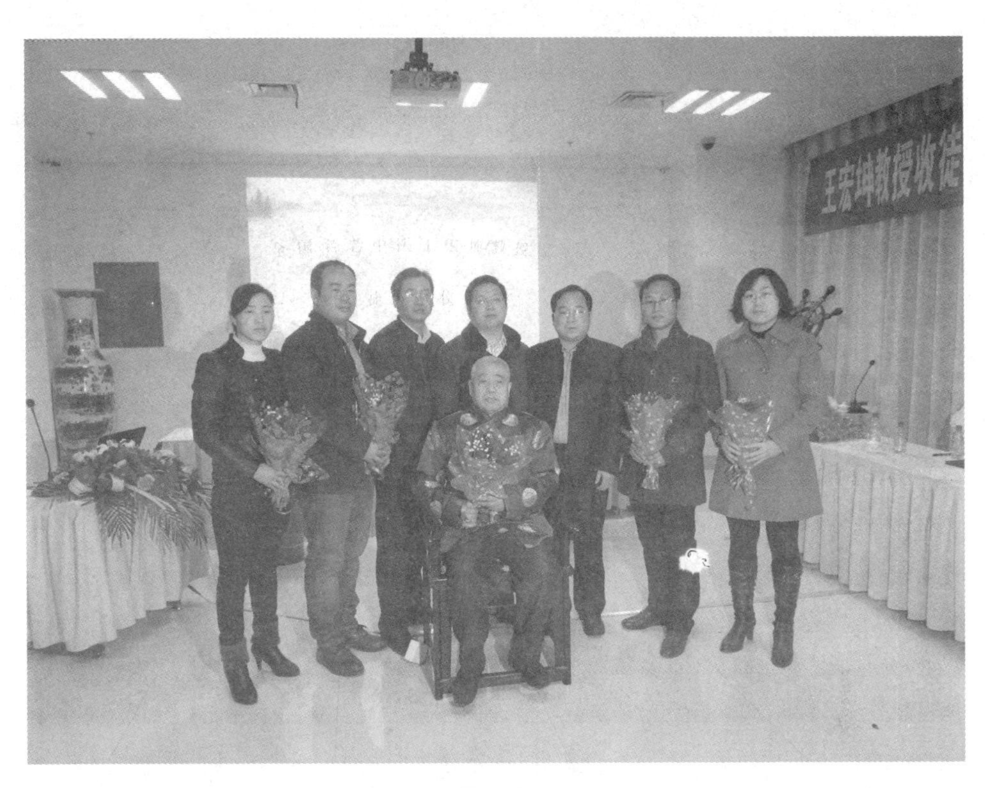

王宏坤教授收徒（1）

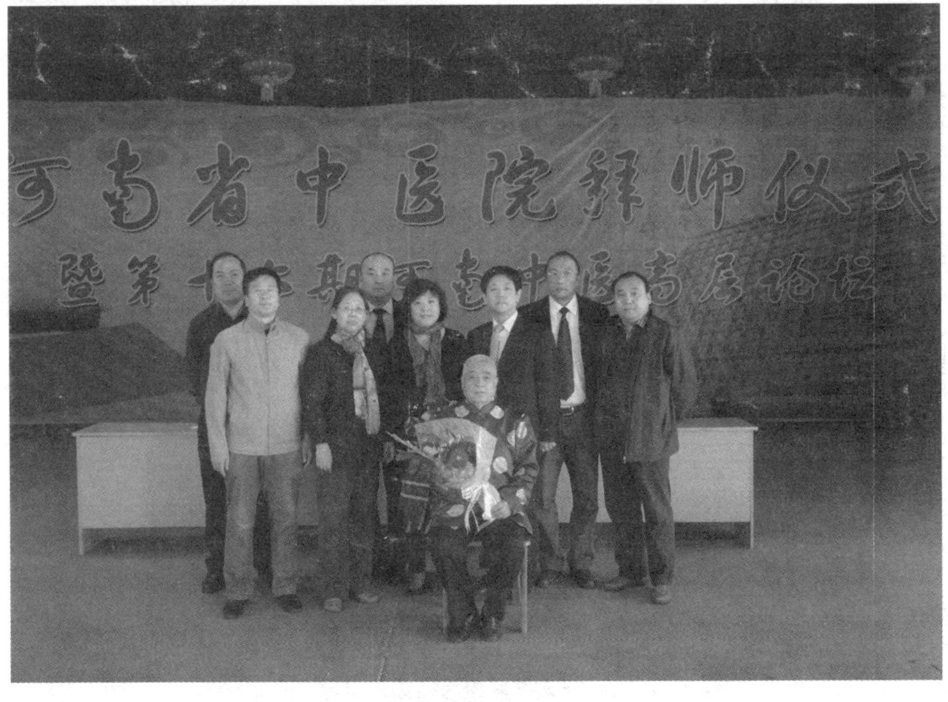

王宏坤教授收徒（2）

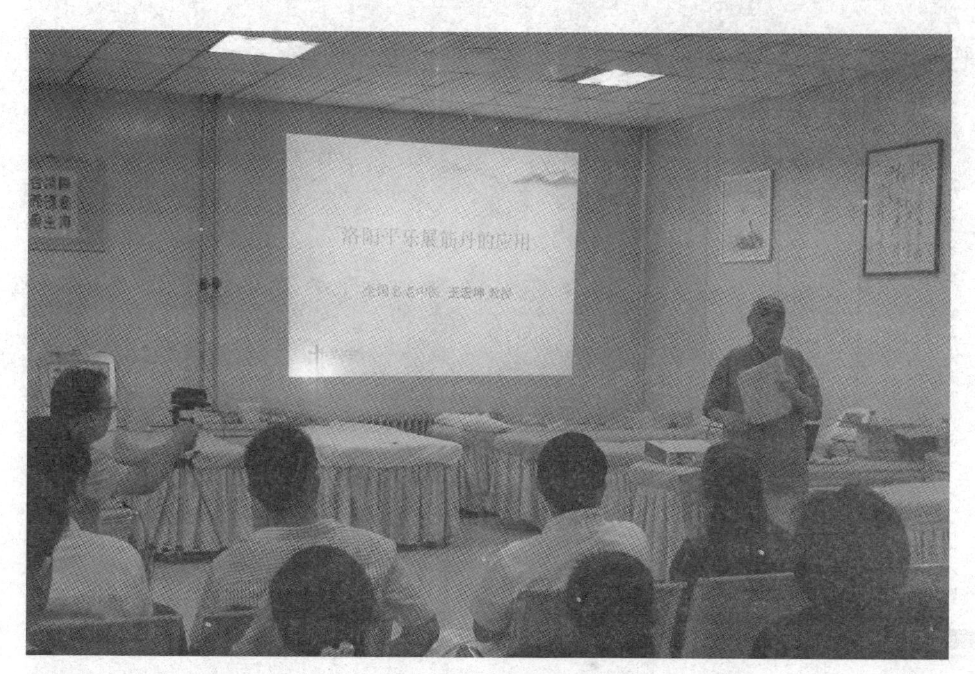

王宏坤教授为学生们授课

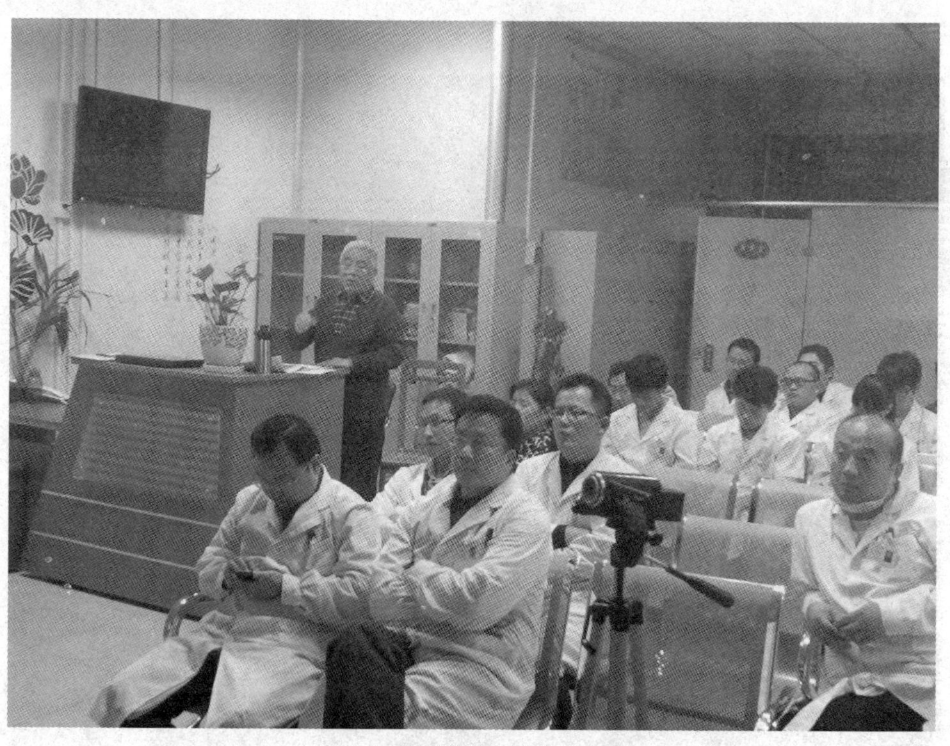

王宏坤教授为徒弟们授课

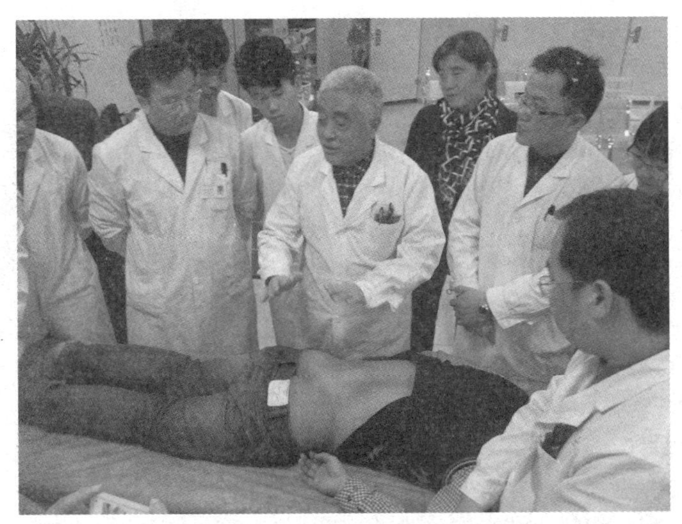

王宏坤教授查体示教

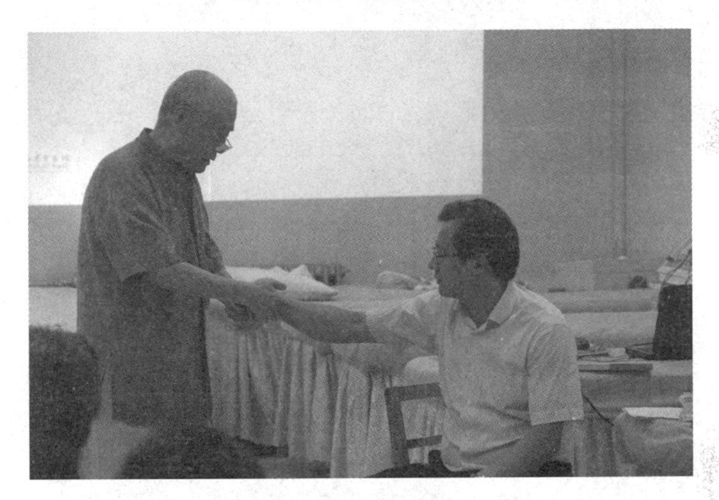

王宏坤教授为学生示范手法（1）

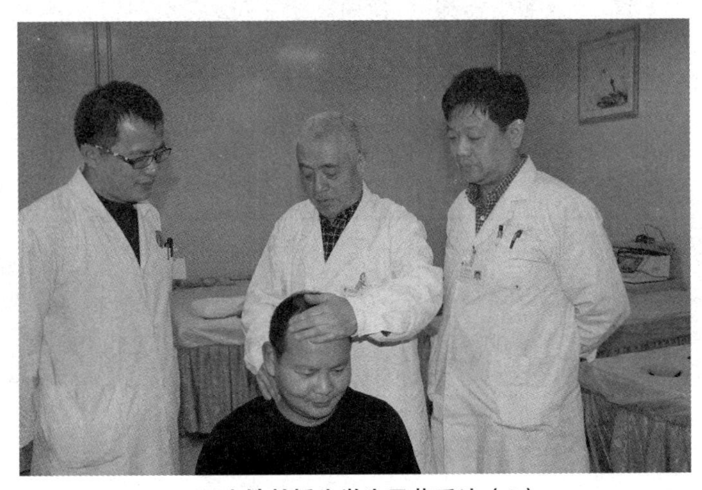

王宏坤教授为学生示范手法（2）

祝：全国
第三届平
乐正骨医
院学术思
想研讨会
圆满成功

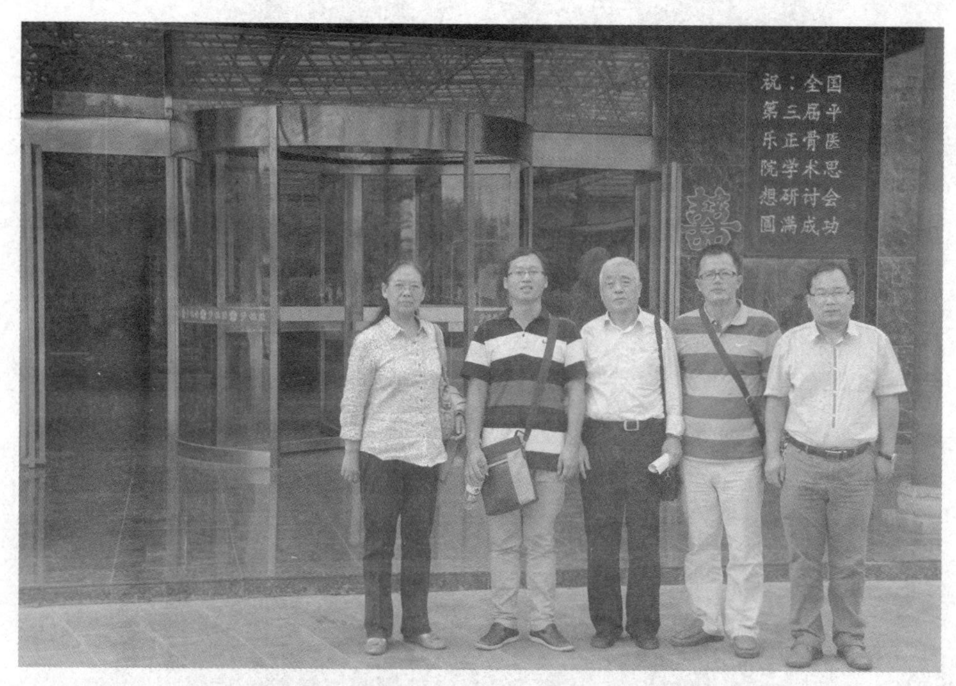

王宏坤教授带领学生参加平乐正骨学术思想研讨会

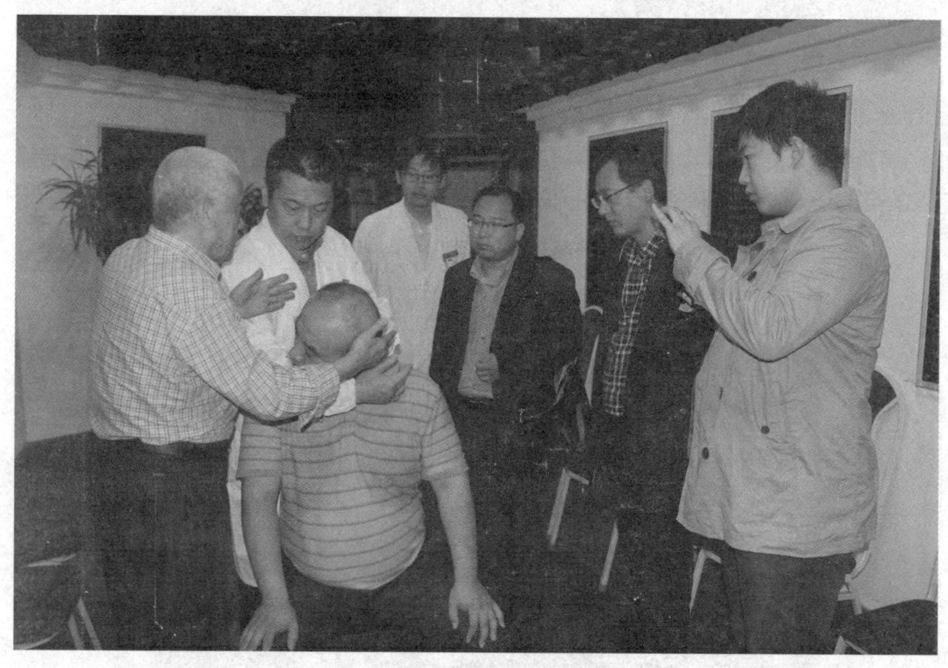

王宏坤教授在上海中医药大学曙光医院与石氏伤科传人进行正骨手法交流

中医名家临证验案

王宏坤名老中医经验集萃

王宏坤◎主审
邓素玲　杜旭召　李　沛◎主编

河南科学技术出版社
·郑州·

图书在版编目（CIP）数据

王宏坤名老中医经验集萃 / 邓素玲，杜旭召，李沛主编 .——郑州：河南科学技术出版社，2015.12（2024.8重印）

ISBN 978-7-5349-8051-0

Ⅰ.①王… Ⅱ.①邓… ②杜… ③李… Ⅲ.①中医学－临床医学－经验－中国－现代 Ⅳ.① R249.7

中国版本图书馆 CIP 数据核字 (2015) 第 285939 号

出版发行：河南科学技术出版社

地址：郑州市郑东新区祥盛街27号　　邮编：450016

电话：（0371）65788613 65788629

网址：www.hnstp.cn

责任编辑：邓　为

责任校对：柯　姣

封面设计：张　伟

版式设计：中文天地

责任印制：朱　飞

印　　刷：永清县晔盛亚胶印有限公司

经　　销：全国新华书店

幅面尺寸：170mm×240mm　印张：9.25　彩插：8　字数：120千字

版　　次：2015年12月第2版　　2024年8月第2次印刷

定　　价：58.00 元

本书编写人员名单

主　审　王宏坤

主　编　邓素玲　杜旭召　李　沛

副主编　孟庆良　史栋梁　王　霞　周子朋
郭会卿　黄俊卿

编　委　毛开颜　董　良　宋永达　牛朝阳
杨　彬　马永胜　王龙飞　王艳召
王　冉　苑媛媛

王宏坤教授简介

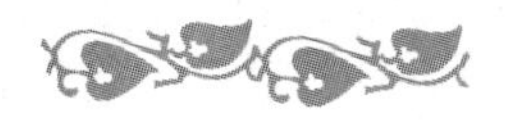

王宏坤教授1963年毕业于号称中国骨科“黄埔军校”的河南省平乐正骨学院，师承我国著名郭氏正骨名家高云峰、郭维淮、郭宗正、郭维新等先生，深得郭氏正骨的真传。毕业后曾在天津中医学院附属医院和天津医院跟随著名中医苏绍三、方先之、尚天裕学习骨伤诊治技术。后先后在开封市中医院、河南省中医院从事中医正骨临床和教学工作，53年来在继承郭氏正骨理论和技术的基础上，融汇诸家，并结合自身骨伤的临床实践，不断丰富和完善中医正骨理论，形成了独特的中医正骨诊疗方法和方剂。诊余著书立说，在全国和省医学刊物、学术会议上发表论文40余篇，著书两部，获省科研奖项两项。研制的“脊得舒”、“熏蒸一号、二号”专治颈肩腰腿痛；“栀黄止疼散”专治软组织损伤、热性关节炎，临床疗效显著。

王宏坤教授几十年如一日，秉承“承古纳今，厚德为民”的宗旨，长期致力于中医骨伤临床第一线，具有丰富的临床经验，以解除患者疾苦为己任，视患者如亲人，医术精湛，医德高尚，贫富同仁，童叟无欺，深受广大患者的好评。

序

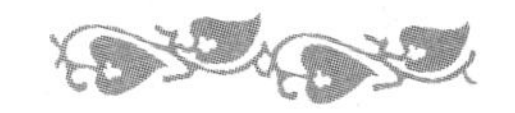

明末名医李中梓曰："夫不失人情，医家所甚亟，然戛戛乎难之矣。"回想初入临床时，总有说不清的惶恐和担心，浩如烟海的医书，挡不住"书到用时方恨少"的感觉；骨伤科许多重症似乎都只有借助手术一途，对于如何用我们的中医知识应对现代骨科临床，我感到十分迷茫，因此，每天面对各种不同的人和变化多端的病时，内心缺乏自信。

转机在我跟随王宏坤老师工作学习后出现。王老师毕业于平乐正骨学院，擅长中医正骨手法的运用，提倡四诊合参，强调"手摸心会"，一些骨折、脱位、筋伤、骨病，常常手到病除。王老师认为局部与整体、气血与脏腑、筋伤与骨伤、辨病与辨证、内治与外治、手法与药物之间的辩证关系是中医临床的疗效基础。临证不仅要仔细了解发病的原因，分析病理机制，还要熟悉局部的解剖结构，通过用手触摸病变部位的各种变化，并加以归纳、分析，以作出准确的判断，从而保证治疗方案确实有效。王老师非常重视治人治心，喜欢用最简单的话语让患者首先得到心理治疗，药未至时病已减；不仅亲手为患者医治，还手把手教授学生，认真传授操作要领，倾其所学，毫不保守。在王老师的带领下，我们运用内外兼治的非手术疗法治愈了不少颈肩腰腿痛的重症患者，使我惊喜地看到了中医正骨手法治病的神奇之处。由此，坚定了我传承中医正骨手法用于临床的信心。

王老师工作态度严谨而和蔼，无论对下级医生，还是对患者，总以一种中庸、恬淡的中医形象出现在众人面前，对于蹙眉而至的一个个艰难求医者：有多方治疗不愈的颈性头痛头晕，有反复发作疼痛难忍的痛风性关节炎，有年轻无望的股骨头坏死，有长期服药肝肾脾胃俱损的风湿、类风湿性关节炎，有不甘手术，抱着最后一试的腰椎间盘突出症……王老师教我们如何透过复杂纷纭的症状，找出疾病的本质，避开前期治疗带来的精神困惑和脏腑损害，运用中医、中药、针刺、手法，化难为易，取得良好的治疗效果，使患者愁眉而来，展颜而归。面对患者信任的目光，置身于紧张的工作节奏之中，也酣然不知疲倦。带着笑靥，一批批重病号康复出院；伴着寒暑，一个个小医生茁壮成长。

王老师虽已退休多年，仍坚持在临床一线为患者服务，并热衷于培养中医后继人才，带了一批又一批的学生，王老师身体力行，学生耳濡目染。现今王宏坤名老医传承工作室的一批新秀在王老师的精心培育下，学有所悟，将王老师所传授的经验及个人的心得体会总结成册，以便于后续传承。借此，也可管窥老师为承前启后所付心血之一斑。

王老师坚守在中医骨伤的临床上，以实实在在的疗效，充当着中医学殿堂的基石；以鹤发与童心，用真真切切的德艺，向享受着高科技的现代人，展示着古老传统的民族医学永不衰老的青春活力。

几十年如一日，在门诊与病房这短短的路途上，不知不觉老师已鬓发如雪，学生也已半染秋霜。清人袁枚有言："学在躬行，不在讲也……医之为艺，尤非易言。"中医传承，谈何容易，榜样在先，焉敢轻心。"且将升岱岳，非径奚为，欲诣扶桑，无舟莫适。"在老师不遗余力的培养下，希望中医事业的发展后续绵延，青蓝相胜，源远流长。

邓素玲

2015 年 7 月 20 日写于郑州

目 录
CONTENTS

第一章 学术思想

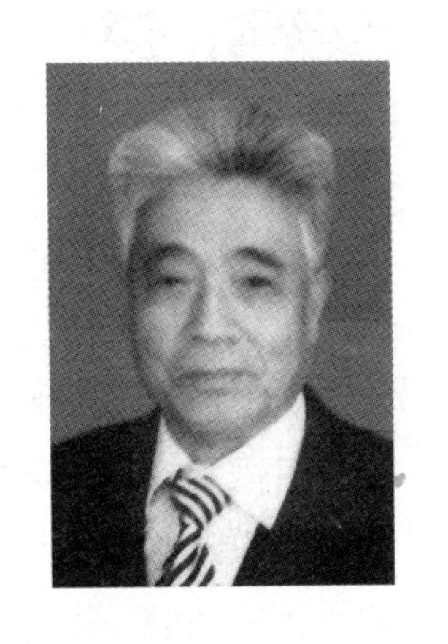

王宏坤（1937—），男，汉族，河南省内黄县人，河南省中医院（河南中医学院第二附属医院）骨伤科主任医师，教授，原骨伤科主任，现为河南省中医院骨伤诊疗中心终身教授，国家人事部、卫生部、中医药管理局第二批名老中医学术经验继承工作指导老师，河南省中医药管理局“河南中医事业终身成就奖”获得者，河南省中医院“全国名老中医传承工作室”终身导师，河南省颈肩腰腿痛协会名誉会长。

王宏坤老师善于运用中医“四诊”“八纲”辨证治疗，内服中药、外洗透入及中医传统手法，治疗骨折、脱位、软组织损伤，尤其擅长治疗颈椎病、腰椎间盘突出、颈性眩晕、风湿和类风湿性关节炎、骨性关节炎、骨质疏松症、骨坏死等骨科杂症。

王宏坤老师学术思想主要体现在“伤科用药三法”及“手法整复”两个方面。在伤科用药上，遵循四诊八纲、辨证施治的原则，根据受伤轻重、受伤部位、受伤时间、身体强弱、经络循行及脏腑症候等，内服中药以破、和、补三法为基本原则，以初期宜破瘀血，中期宜和血，末期补气血为总原则。

在手法治疗上，遵循《医宗金鉴》“一旦临证，机触于外，巧生于内，手随心转，法从手出，一推一拿，视其虚实酌而用之”的经旨，手法灵活，随证取穴，辨证加减。通过手法的治疗调整气血、平衡阴阳以达到对机体整体的治疗作用。整复上主要采用松解类手法和运动类手法为主，松解类手法依据顺序包括点法、按法、推法、拨法、揉法。运动类手法依据关节的正常功能活动分为屈法、伸法、展法、收法、旋法、提法、牵法等。在施术时，强调手法应由浅入深、由轻渐重，并根据患者的病情、体质的差异，随时改变手法，同时要求医患合作，不仅要求患者放松，还要求医生调整自己的心态，精神放松，调匀呼吸，以达到手法治疗的最佳疗效。

王宏坤老师生于抗日战争初期，曾在原籍担任儿童团团长，扛红缨枪，站岗放哨，为村民报信，避免受到鬼子的伤害。看到八路军伤员、村民为伤病困扰，缺医少药，内心深感焦虑。1942年，天灾人祸，饥饿和疾病致全村百姓死亡过半，王宏坤老师家人也饿死六口，与其父跟随八路军县大队，渡过难关。后又因自身患大肚病，身黄消瘦，无钱医治，用民间偏方——食蜡蒸乳鸽内服渐愈。因此，王宏坤较早就树立了学好中医、用好中医为人民拯救疾苦的信念。

王宏坤老师1963年毕业于号称中国骨科“黄埔军校” 的河南省平乐正骨学院，师承我国著名郭氏正骨名家高云峰、郭维淮、郭宗正、郭维新等先生，深得郭氏正骨的真传。毕业后曾在天津中医学院附属医院和天津医院跟随著名中医苏绍三、方先之、尚天裕学习骨伤诊治技术。后先后在开封市中医院、河南省中医院从事中医正骨临床和教学工作，53年来在继承郭氏正骨理论和技术的基础上，融汇诸家，并结合自身骨伤的临床实践，不断丰富和完善中医正骨理论，形成了独特的中医正骨诊疗方法和方剂。其诊余著书立说，在全国和省医学刊物、学术会议上发表论文40余篇，著书两部，获省科研奖项两项。研制的“脊得舒”“熏蒸一号”“熏蒸二号”专治颈肩腰腿痛；“栀黄止疼散”专治软组织损伤、热性关节炎，临床疗效显著。

王宏坤教授几十年如一日，秉承“承古纳今，厚德为民”的宗旨，长期致力于中医骨伤临床第一线，具有丰富的临床经验，以解除患者疾苦为己任，视患者如亲人，医术精湛，医德高尚，贫富同仁，童叟无欺，深受广大患者的好评。

第一节 辨证与辨病

一、骨伤疾病常见症状辨证与辨病

1. 疼痛

王宏坤十分重视骨伤疾病常见症状的辨证与辨病。对于疼痛，王宏坤指出，无论是损伤还是骨病，疼痛都是常见的症状体征。中医将疼痛分为虚证与实证两类，《黄帝内经》所言的“不通则痛”指实证疼痛，“不荣则痛”则指虚证疼痛。如外伤后患处经脉受损，气机凝滞，经络阻塞，不通则痛，出现不同程度的疼痛。

因损伤而致气机不利而出现的气滞疼痛，疼痛多表现为痛无定处，且范围较广，忽聚忽散，无明显压痛点。若伤在胸部，多有咳嗽、呼吸不畅、气急、胸闷胀满、牵掣作痛。气闭则因骤然损伤而使气机闭塞不通，多为颅脑损伤，出现晕厥、神志昏迷等症状。若肝肾气伤，则痛在筋骨；若营卫气滞，则痛在皮肉。伤处可直接压痛或间接压痛（如纵轴叩击痛和骨盆、胸廓挤压痛等）。

王宏坤同时指出，骨伤科不同的疾病，疼痛也有不同的表现，如行痹表现为游走性关节疼痛；痛痹者疼痛较剧，痛有定处，得热痛减，遇寒痛增；着痹者关节酸痛、重着，痛有定处；热痹者患部灼痛，得冷稍舒，痛不可触；骨痈疽发病时疼痛彻骨，痛如锥刺，脓溃后疼痛减轻；骨痨初起时患部仅酸痛隐隐，继而疼痛加重，尤其夜间或活动时较明显；颈椎病可出现颈肩疼痛或上肢放射性疼痛，腰椎间盘突出症可出现腰腿疼痛或下肢放射性疼痛；骨质疏松症往往全身酸痛；恶性骨肿瘤后期呈持续性剧痛，夜间加重，止痛剂不能奏效。

2. 肿胀

外伤后患处络脉损伤，营血离经，阻塞络道，瘀滞于皮肤腠理，“血有形，病故肿”，因而出现肿胀。若血行之道不得宣通，“离经之血”较多，透过撕裂的肌膜与深筋膜，溢于皮下，一时不能消散，即成瘀斑。伤血者肿痛部位固定；瘀血经久不散，变为宿伤；严重肿胀时还可出现张力性水疱。

王宏坤将损伤后期的肿胀辨证分为：①气虚夹瘀型。其诊断要点是肢体肿胀，朝轻暮重；休息轻，活动久则加重；卧床时肿胀逐渐减轻，行立时逐渐肿胀，甚则肤色苍白，下垂久则肤色稍有青黄色，肤温偏低，按压肿胀处，有海绵样弹性感；舌质较淡，舌苔薄白，脉象多细弱，病久则气虚，气虚则瘀更甚。此型临床最常见。②寒湿夹瘀型。其诊断要点是肢体肿胀，患者觉有沉重感；患肢末梢畏寒，遇寒则症状加重，得温则症稍减，肤温偏低，按压肿胀处，陷而不起。舌苔厚腻，脉象多濡或滑。③瘀滞型。其诊断要点是肢体肿胀发硬，皮厚色暗，严重时患肢常有鳞片状白皮脱落，肿胀处按之不陷，舌苔薄白，脉象缓或见涩脉。临床上长期由石膏固定或牵引引起的关节僵硬、肿胀，大多属于此型。

王宏坤强调临床上不同的骨伤疾病，肿胀也有不同的特点，应加以鉴别。如骨痈疽、骨痨、痹证等患处常出现肿胀，即骨痈疽者局部红肿；骨痨局部肿而不红；各种痹证，如风湿关节炎、类风湿关节炎、痛风、血友病性关节炎等，关节部位常肿胀。

3. **功能障碍**

机体因创伤受损后气血阻滞引起剧烈疼痛，肌肉反射性痉挛及组织器官的损害等，可引起肢体或躯干发生不同程度的功能障碍。

王宏坤结合自己多年临床经验，认为中医辨病辨证可将其分为痹证、痿证等，常见分型有气滞血瘀型、寒湿痹阻型、脉络闭阻型、肝肾亏虚型等。诊疗时注意若伤在手臂则活动受限，伤在下肢则步履无力，伤在腰背则俯仰受阻，伤在关节则屈伸不利，伤在颅脑则神明失守，伤在胸胁则心悸气急，伤在肚腹则纳呆胀满。同时注意辨病，若组织器官仅仅出现功能紊乱，而无器质性损伤，则功能障碍可以逐渐恢复；若组织器官有形态的破坏与器质性损伤，那么功能障碍将不能完全得以恢复，除非采用手术或其他有效的治疗措施。骨关节疾患常引起肢体功能障碍。关节本身疾患往往主动和被动运动均有障碍，神经系统疾患可引起肌肉瘫痪，不能主动运动，而被动运动一般良好。

二、骨折类疾病的辨证与辨病

骨折类疾病的发生常由于机体受到直接或间接暴力引起骨骼的连续性或完整性受到破坏而出现伤处肿胀、疼痛、压痛、畸形、骨擦音、活动受限或丧失。

王宏坤结合患者的外伤史、临床症状与体征及影像学表现，临床上常采用三期辨证论治，即骨折的早、中、后三期，他认为骨折病虽虚实兼杂，但早期以气滞血瘀实证为主，系急症，病位在筋骨，中医辨证为骨断筋伤、气滞血瘀型。瘀血存留，气滞而为痛，血瘀则为肿，故见局部肿胀疼痛。骨折致血脉破损，血溢脉外可见瘀斑，闻及骨擦音，骨断而失支撑，故功能障碍，不能自主运动。病至中后期患者可见气血亏虚、气虚血瘀、湿热内蕴征象，患者的瘀斑不是非常明显，考虑可能此三型骨折患者年龄偏大，故外在的症候表象不明确。

气虚血瘀型的患者主要分布在年龄较大，长骨干骨折的患者，如转子间骨折等；气血两亏型的患者主要分布在创伤较为严重及开放性骨折的患者；湿热内蕴型主要分布在年龄偏大、平素食欲缺乏、肢体肿胀的患者。由于创伤及手术等原因，往往导致脾胃虚弱，脾虚不统血则血液妄行，影响瘀血和肿胀的消退，不利于骨折愈合。《素问·痿论》说："脾主四肢肌肉"，《灵枢·本神》说："脾气虚则四肢不用。"所以在骨折的整个治疗中应健运脾胃，以生化气血，促进机体功能的恢复。骨折患者长期卧床，久卧伤气，易使人体气血运行不畅，脾胃功能减弱，而出现食少乏力、精神不振、肢体软弱、大便秘结、脘腹胀满等表现；机体的损伤给患者带来了痛苦、思虑和恐惧。"思则伤脾"，脾胃受损，运化失司，化源不足，影响损伤的修复；活血化瘀药多为辛温苦燥之品，其性峻猛，易损脾胃；补益肝肾药多滋腻，易碍脾胃运化。《外科证治全书·胃气论》说："……诸药不能自行，胃气行之。诸药入胃，而后行及诸经，以治其病也。未有药伤其脾胃而能愈病者，亦未有不能运行饮食之脾胃，而反能运行诸药者也。"所以对于骨折患者的治疗，不能一味地活血化瘀或补益肝肾，应顾护脾胃之气。脾土健运，既能摄取足够的水谷精微，又可充分吸收发挥药物的治疗作用，为损伤的修复提供可靠保证。这不仅体现了中医的辨病与辨证治疗，也体现了中医的整体观。

三、脱位类疾病的辨证与辨病

随着社会经济建设步伐加快，因交通事故及意外伤害的患者不断增多，临床中，损伤性脱位多由直接或间接暴力作用所致。其中间接暴力（传达、杠杆、扭转暴力等）引起者较多见。关节脱位多发生在活动范围较大、活动较频繁的关节。在大关节脱位中，以肩关节为最多，其次为肘关节、髋关节及颞颌关节。

王宏坤指出脱位的发生，常由于机体遭受直接暴力或间接暴力，筋脉受损，血溢于脉外而形成瘀血，血瘀则气滞；又因其疼痛，伤肢关节不敢活动，则瘀血凝滞，气血不达，筋脉拘急挛缩，致关节疼痛，伸屈不利，活动受限。其病机为气滞血瘀，筋脉挛缩。

王宏坤强调脱位发生的内因主要与患者年龄、性别、体质、局部解剖结构特点等有密切关系。如儿童因体重轻，关节软骨富有弹性，缓冲作用大，关节周围韧带和关节囊柔软而不易撕裂，虽遭受暴力机会多，但不易脱位（小儿桡骨头半脱位例外）。

如肩关节前脱位的发生，患者在肩关节外展、外旋和后伸位跌倒时，不论是手掌或是肘部着地，地面的反作用力都可向上传导，引起肩关节前脱位。

髋关节脱位的引起是由于当髋关节屈曲90°时，如果过度地内收、内旋股骨干并遭受前方暴力作用，则可造成后脱位。不论是跌仆、挤压、扭转，还是冲撞、坠堕等损伤，只要外力达到一定程度，超过关节所能承受的应力，就能破坏关节的正常结构，使组成关节的骨端运动超过正常范围而引起脱位。

王宏坤注重临床上关节内病变或近关节的病变引起骨端或关节面损坏，以及病理性关节脱位等疾病的鉴别。如化脓性关节炎、骨髓炎、骨关节结核等疾病的中、后期，可并发关节脱位。习惯性脱位则因关节囊和关节周围其他装置的损伤未得到修复，而变得薄弱，受轻微外力即可发生关节脱位。

四、筋伤类疾病的辨证与辨病

王宏坤指出筋伤是骨伤科最常见的疾病。筋伤，相当于现代医学的软组织损伤。筋的范围是比较广泛的，主要是指皮下组织、筋膜、肌肉、肌腱、韧带、关节囊、关节软骨盘、椎间盘、腱鞘、神经、血管等组织。骨骼与筋两者之间关系十分密切，而且互相影响。“伤筋动骨”说明筋伤会影响骨骼，筋伤不一定伴有骨折、脱位，但是骨折、脱位一般均伴随有不同程度的筋伤。

王宏坤将筋伤发生的病因分为内因和外因两大类。外因包括直接外力、间接外力和慢性劳损，是筋伤的主要致病因素。劳损性筋伤好发于多动关节及负重部位，例如肩部、肘部、手部、膝部、腰部在日常频繁的劳作中，局部活动过度，而导致筋肉疲劳与损伤。内因是指受人体内部因素影响而致筋伤的因素。筋伤常与身体素质、生理特点和病理因素有十分密切的关系。体质的强弱和筋伤的发生有密切关系，体质强壮、气血旺盛、肝肾充实者，筋骨则强盛，承受外界的暴力和风寒湿邪侵袭的能力就强，因此也就不易发生筋伤；而体弱多病、气血虚弱、肝肾不足者，筋骨则痿软，承受外界暴力和风寒湿邪侵袭的能力就弱，则易发生筋伤。筋伤发病与年龄和解剖结构有关，不同的年龄，筋伤的好发部位和发生率不一样，儿童筋骨发育不全，易发生扭伤，如小儿好发髋关节暂时性滑膜炎等；青壮年活动和运动多，易造成筋的扭挫伤、撕裂伤等；中老年易出现劳损性、退行性疾病，如颈椎病、腰椎病、肩周炎等。

解剖结构对筋伤的影响有两个方面：一是解剖结构正常，承受外力的能力就强，因而也就不易造成筋伤；反之，解剖结构异常，承受外力的能力也就相应减弱，因而也就比解剖结构正常者容易发生筋伤，如腰骶部如果有先天性的畸形、局部解剖结构先天异常者就容易造成腰部扭伤。二是人体解剖结构本身的强弱对筋伤的影响，人体解剖结构有强弱之分，有些部位的解剖结构较强，不易造成损伤；有些部位的解剖结构较弱，就容易损伤。

王宏坤结合临床具体疾病说明筋骨之间的关系，如颈部筋伤中医认为该病属于“骨错缝”范畴，所谓“骨错缝”，是指骨关节正常的间隙或相对位置发生了细微的异常变化，并引起关节活动范围受限。如《医宗金鉴·正骨心法要旨》所述之“骨节间微有错落不和缝者”。古医籍中也有对“骨错缝”治疗的记载，《医宗金鉴·正骨心法要旨》指出："手法者，正骨之要务……当先揉筋，令其和软，再按其骨，徐徐和缝，背膂始直。"《伤科补要》云："轻者仅伤筋肉易治，重者骨参差难治。先以手轻轻搓摩，令其骨和筋舒。"

又如神经根型颈椎病为临床常见病，主要是因颈椎间盘、颈椎钩椎关节或关节突关节增生，肥大的骨刺向侧方突出，刺激或压迫相应水平的神经根，并出现一系列相应节段的神经根刺激或功能障碍的临床表现，其临床症状以颈肩背部疼痛，上肢及手指的放射性疼痛、麻木、无力为主，属于中医的"痹证""项强"等范畴。认为该病存在共同的病因病机，即寒、瘀、痰、虚四者杂合致病，以虚为本，寒痰为标，瘀血贯穿病之始终，归纳为寒湿痹阻、痰瘀阻络、气虚血瘀、肝肾亏虚四型。

再如腰椎间盘突出症，属于祖国医学"腰痛""腰腿痛""痹证"的范畴。早在《素问》中就提到："衡络之脉令人腰痛，不可以俯仰，仰则恐仆，得之举重伤腰。"本病具有本虚标实的临床特点。引起腰痛的原因有风、寒、湿、热、闪挫、瘀血、气滞、痰饮等，而其根本在于肾虚。痹是气血闭塞不通所致的肢体痛，风寒湿气外袭、气血虚弱、运化乏力是其原因。因此，本病的病因病机在于肝肾不足，筋骨不健，复受扭挫，或感风寒湿邪，经络痹阻，气滞血瘀，不通则痛。病延日久，则气血益虚，瘀滞凝结而缠绵难愈。故在临床中有学者将其证候分为气滞血瘀、风寒痹阻、湿热痹阻、肝肾亏虚等型。

对于临床中出现的症状，王宏坤提出自己的诊疗思路，如引起颈性眩晕的临床疾病有多种，如颈椎病，该病临床可分为颈型、神经根型、椎动脉型、交感型、脊髓型和食管压迫型。它们常常两种或多种类型的症状同时出现，其机制常为：①椎动脉型。颈椎椎间不稳及椎间隙狭窄时，能使椎动脉扭曲并受挤压，钩椎关节和关节突关节骨刺刺激或压迫椎动脉，引起椎基底动脉供血不足，导致眩晕。此种眩晕多与颈部体位改变有关，伴有头痛、视觉障碍及不同程度运动和感觉障碍。猝倒是本型特有的表现，多在头颈处于某一体位时发生，但意识清醒。②交感型，是由于颈椎退行性变造成颈交感神经受刺激而出现的一种综合征。临床表现以交感神经功能紊乱为主。多为主观症状，易激动、心悸、多汗，常伴恶心、呕吐等症状。③上呼吸道感染时，咽喉部的细菌、病毒及炎性物质，可以播散到颈椎部的寰枕关节及周围的肌肉、韧带、关节，使这些组织痉挛、收缩、变性，肌张力下降，韧带松弛，破坏局部的完整性与稳定性，最终引起内外平衡失调，导致颈性眩晕的发生。④颈部的无菌性炎症。颈部的无菌性炎症可刺激该处的本体感受器，颈部的软组织劳损，可妨碍其平衡反射的执行，均可引起障碍，导致眩晕。借助于现代医学的检测手段，如DR、CT和彩超等，可知悉颈性眩晕的发生多为椎动脉型和交感型，或其他证型伴有椎动脉型和交感型。

对于颈性眩晕的中医辨证，可归纳为以下证型：①精髓不足型。患者多为中老年人，肾精不足，常表现为头昏眼花，神疲乏力，健忘耳鸣，头重脚轻，腰酸遗精，脉虚无力。②肝肾阴虚型。患者眩晕伴头胀眼花，急躁易怒，手足心热，口干舌红，手足麻木，脉细弦。③痰湿中阻型。患者可见头昏阵作，健忘多痰，身重懒动，心胸痞满，恶心呕吐，脉滑。④气虚血滞型。患者可见眩晕时作，伴头痛如刺、胸闷、短气、心悸失眠，面唇色黯，脉沉或涩。气虚血滞，则脑失所养，属于本虚标实。⑤寒凝督脉型。患者可见晕痛并作，项背牵强，身酸怯寒，起坐目花，活动失控，脉弦。寒遏经脉，则气血阻滞，营卫失调，以标实为主。

五、骨病的辨证与辨病

骨病是临床骨关节疾病（先天或后天）的统称。王宏坤结合多年临床经验，指出关节炎指风湿、类风湿、骨关节结核、增生性关节炎、痛风、红斑狼疮等引起的关节炎症，其临床表现为关节部位的肿大、疼痛、屈伸不利等症状，属于中医“痹证”的范畴。痹证主要为风寒湿热等外邪侵袭阻滞经络，气血运行不畅而形成。其次，素体不足，正气偏虚，腠理不密，卫外不固，是引起痹证的内在因素。《济生方》说：“皆因体虚，腠理空疏，受风寒湿气而成痹也。”可见关节炎的发病一是外感风寒湿热，二是正气不足。关节乃骨与骨之交接，须依赖肌腱、筋膜作束合。而肝主藏血、主筋，为“罢极之本”；肾主藏精，主骨生髓，为“先天之本”；脾主运化，主肌肉四肢，为“后天之本”。故关节炎之正气不足，从脏腑而言，主要责之于肝、肾、脾的不足。大多归纳为风寒湿证、风湿热证、肝肾阴虚证、气血不足证等。

王宏坤指出，中国传统医学无“骨质疏松”这一病名，中医将其归属于骨痿、骨枯、骨极、骨痹等范畴。但根据其症状，从中医辨证可知病因病机主要是肾虚、脾亏与血瘀，同时认识到肝脏在其发病机制中的地位也不容忽视。通过历代医家的临床辨证总结得知，肾阳虚型、脾肾阳虚型、肾阴虚型、肝肾阴虚型、瘀血阻络型、脾虚血亏型和肾精亏损型等证型是该病临床的常见证候。从中医辨病可分为骨痿、骨痹、瘀证和痉证。骨痿是以身高变矮、腰膝酸软无力为主要临床特征，以脾肾亏虚为病理特点；骨痹是以腰背疼痛为主要临床特征，以虚邪闭络为病理特点；瘀证是以外伤骨折为主要临床特征，以瘀阻脉络为病理特点；痉证是以抽搐为主要临床特征，以虚风内动为病理特点。

六、内伤的辨证与辨病

凡暴力引起人体内部气血、经络、脏腑受损或功能紊乱而产生一系列症状者，统称为内伤 。清代沈金鳌在《杂病源流犀烛·跌打闪挫源流》指出：“跌打闪挫，卒然身受，由外及内，气血俱伤病也。”其说明皮肉筋骨的损伤可伤及气血，引起脏腑、经络功能紊乱，出现各种损伤证候。

王宏坤指出，骨伤科的内伤病症与中医内科的内伤有着根本区别。骨伤科的内伤必须由外力损伤引起，而中医内科的内伤则是由七情、六欲、劳倦、饮食等原因所致。

对于骨伤科内伤，王宏坤认为人体遭受外力作用而发生损伤后，由于气血、营卫、皮肉筋骨、经络、脏腑及精津受影响而产生病理变化，因而出现一系列临床症状，这些临床表现对于诊断内伤的性质、类型、程度，以及了解内伤的发生、发展过程与预后都有重要的价值。

对于辨证，王宏坤指出，轻微的受伤一般无全身症状。一般内伤，由于气滞血瘀，经络阻滞，脏腑不和，往往表现为神疲纳呆、夜寐不安、便秘、形羸消瘦、舌紫暗或有瘀斑、脉浮数或弦紧、舌质红、苔黄厚腻。若气逆血蕴于肺脏，则胸胁满闷，喘咳少气；若亡血过多，则口渴烦躁、小便短少；若瘀血攻心，则昏愦不知人事。严重的内伤还可出现面色苍白、肢体厥冷、汗出如油、冷汗战栗、呼吸低微、尿量减少、血压下降、脉芤或微细甚至消失、烦躁不安或神志淡漠等厥逆现象。因络脉受损，气机凝滞，阻塞经络，故不通则痛。

由于损伤的病因病机不同，故出现不同程度、不同部位的疼痛。气滞者，痛无定处，忽聚忽散，范围较广，无明显压痛点；血瘀者，痛有定处，范围局限，有明显的压痛点。“气伤痛，形伤肿”，“凡肿者血作”。损伤后，因经脉受伤，营血离经，阻塞络道，瘀滞于肌肤腠理，故出现肿胀。若血行之道不得宣通，“离经之血”较多，透过撕裂的肌膜与深筋膜，溢于皮下，一时不能消散，则成青紫瘀斑。并且气血损伤可分为伤气、伤血两类，它们的表现各有不同。伤气又有气滞、气闭、气逆、气虚、气脱之不同。伤血又有瘀血、血热、血虚、亡血、血脱之不同；不同经络、脏腑的损伤有不同的临床表现。

王宏坤同时强调人体不同部位的内伤，一定要结合辨病诊断的思路，如头部内伤是内伤中较严重的一种损伤，按伤势轻重可分为脑海震动、脑髓损伤、头部宿伤、颈髓损伤等四种：①脑海震动病机为脑气与血络俱伤，以致瘀滞清空，导致精明紊乱，脏腑功能失调。轻型在伤后短时间内出现头晕、眼花，或眼前发黑、耳鸣等症状，但很快消失，无后遗症。重型可有恶心呕吐、眩晕、胸闷、夜寐不安、近事遗忘症及性情改变等症状。②脑髓损伤为头部内伤之重证，亦称脑海损伤。病机为脑海气滞血瘀，经络痞塞，阳气锁闭，以致神灵顿失而“昏沉不省人事”。其主要症状有昏迷、谵妄、烦躁不安、抽搐、偏瘫、口眼歪斜、失语、眩晕及痴呆。③头部宿伤亦称头部内伤后遗症，由于头部内伤之后，元气大亏，瘀邪互滞空窍，扰乱神明，痞塞经络；并因脏腑、经络、气血等相互失调，使机体发生功能紊乱。因久病则虚，头部内伤之后，邪可乘虚而入，可造成正虚邪实的现象。常有头晕头痛症状：若头痛剧烈，呈刺痛感，多为瘀血结滞；若头晕头胀、面红目赤口干，多为肝火上炎；若头痛偏在两侧、眩晕明显，多为肝阳上亢；若头晕头痛、目眩耳鸣、腰痛遗精，多为肝肾阴虚；若头晕头痛有空洞感、面㿠疲乏，多为中气下陷。④颈髓损伤多合并颈椎骨折脱位，是一种极为严重的内伤，若不及时救治，可危及伤员生命。其病机为颈髓损伤致使气滞血瘀，引起经脉痞塞，导致精髓升降失调，阳气运行受阻，故其气不能逐其机而下达脏腑肢体，以致形成肢体麻木或全身瘫痪之证。在临床上可见立即晕厥、两臂麻木或四肢麻痹，甚至神识昏迷、呼吸不利等症状。

胸部内伤是指整个胸廓及其内脏受外力打击或用力屏气而致内部气血、经络和内脏受伤。内脏受伤属于重伤，胸廓受伤属于轻伤。按中医辨证辨病可分为以下几类：

（1）胸部气血伤，在临床可分为伤气、伤血与气血两伤。其病机为：胸部气血损伤，产生气滞血瘀，引起气机不利，经络痞塞不通，故可出现咳嗽、胸痛等症状。伤气型在临床上表现为痛无定处，或走窜于胸胁背部之间，多为岔气；胸胁痞闷、短气不利、时缓时急，多为气滞；伤后立刻昏厥、面色苍白、四肢厥冷，多见于气闭。若出现局部微肿，胸内沉闷或微痛，痛有定处，多为瘀留胸膈，见于伤血型；若见咯血者，多为阳络破损；若个别腧穴伤后，循经疼痛，多为经穴损伤。气血两伤者多具备伤气与伤血两种症状。

（2）肺损伤多为直接暴力使肋骨移位，致使肺部经络破损。在临床上肺络破损多见患侧胸部疼痛、胸闷气急、痰中带血及面色无华等；肺叶破损常见伤后胸部一侧疼痛、咳嗽频频、咯血严重，多喜健侧卧位。

（3）心损伤，常导致神明失守，以致不省人事。其病机为气滞血瘀，蕴聚心包，或失血过多，或血热错经妄行，导致神明失守。全身脏腑功能失调或失职。若伤后见晕厥、面色苍白、心胸紧痛、胁下满痛等症状，多为心包络破损；若见神志昏迷、短气烦躁、口唇发绀、大吐鲜血、胸闷欲绝等症状，多为心络脉破损。

（4）气贯胸膈是指胸膈内有游离气体，即现代医学所说的“气胸”。其病机多为胸膜破裂后，胸膈气滞血瘀，阳气阻滞，邪气壅聚使肺气不得宣通，肺痿不张，浊气横行。若胸胁胀满，气闷较重，多为闭合性；若胸壁有开放伤口，呼吸时能听到空气进出的响声，多为开放性气贯胸膈。

（5）瘀溢胸膈，即现代医学所称的“血胸”。其病机为血蕴于肺，壅聚气道，以致气道痞塞，引起气机不利，故可出现胸胁疼痛、咳喘气逆等症。少量瘀血，患者可无自觉症状，仅感胸部轻度闷痛不适；中量瘀血，患者胸闷不适症状加重；当大量瘀血出现时，患者可有胸痛难忍，唇色发绀，甚至神志昏迷。

（6）胸髓损伤，常合并胸椎骨折脱位。病机为胸髓损伤，气滞血瘀，精髓升降失职，以致其气不能逐其机而下达，致使下部筋脉失养，产生弛纵麻痹。在临床上常辨证分为三期。初期可见两腿麻痹瘫软、不能活动，伤处肿胀，疼痛剧烈等症状；中期可见两下肢湿重、麻木发热、心悸不寐、咳嗽吐痰等症状；后期可见两下肢筋脉挛缩，触摸时可出现不自主的抽搐。

（7）胸部宿伤是指胸部内伤超过1个月，仍遗留胸胁疼痛等后遗症者，亦称胸部陈伤。病机为积瘀散而未尽，瘀结不化，寒湿乘之侵袭，故致阴雨天气时伤处疼痛不已。若出现胸胁隐痛，并沿经络疼痛、时轻时重，劳累尤甚，多为瘀宿经络之证；若见胸胁痞满疼痛，昼轻夜重，痛处拒按，局部硬肿者，多为瘀邪互结之证；若瘀宿肋膜可发生肋间神经痛；若患者出现咯血吐血，多为瘀宿肺络。

（8）腹部内伤是指整个脘腹部及其内脏受外力打击或用力屏气而致内部气血、经络或脏腑受伤。脘腹损伤，脏腑功能障碍者属于轻伤，而脏腑器质性损伤者则属于重伤，因此，当腹部损伤时，必须要鉴别是内伤气血，还是内伤脏腑。①腹部气血伤，可分为伤气、伤血与气血两伤。其病机为损伤与外力的轻重有关，轻则气行阻滞，壅聚气道，为伤气则痛；甚至阴络破损，营血溢于皮肤之间，为形伤则肿；重则气血两伤，引起气滞血瘀而肿痛并见。气滞者可见脘腹胀满、疼痛走窜，疼痛范围较大；气闭者可见晕厥皖面色 白、四肢厥冷等症状；瘀血停腹者可见脘腹胀满、痛有定处，面积较小，坚硬拒按；阴络损伤者可见腹部疼痛，并出现青紫瘀斑、痛处拒按；经穴损伤者可出现循经性疼痛。②肝损伤有轻型、重型之分。病机为损伤轻者，伤后气滞血瘀，引起木失条达，郁而化火，故胸胁痛满，血热错经；损伤重者，导致肝血不足，血虚生风，肝阳上亢，因而产生风火夹痰上壅之证。轻型可见右上腹疼痛、两胁痛满；重型可见晕厥，右上腹疼痛剧烈、痛处拒按，胁肋胀满。③胆损伤多为右上腹受暴力所致。病机轻者气滞血瘀，经络不通，故胁肋疼痛；重者胆汁外溢，相火失司，引起相火亢烈，肝火炽盛，以致疏泄不通，可见中满气逆、呕吐胆汁或鲜血等。轻型可见胁肋疼痛、咳嗽气促、寒热往来等症状；重型可见当场晕厥、右上腹疼痛如割、辗转不安。④胃损伤多发生于饱食或纳谷呆滞的患者。病机是胃之损伤，轻者气滞血凝，胃气紊乱，脏腑不和，升降失调；重者胃津外溢，血虚筋枯，生化失源，浊气犯乱，脏腑失职，可出现危证。轻型可见伤后脘部疼痛，但不牵掣腹痛，食后痛甚；重型可见伤后立即出现晕厥，上腹部疼痛剧烈，烦躁不安，疼痛拒按。⑤脾损伤易并发胃肠症状，因此在临床上应仔细审辨。脾脏损伤，轻者气滞血凝，脾胃不和；重者血虚津竭，生化失源，运化失职，脾土不固，使脏腑功能严重失调，出现危重之证。轻型可见胸腹闷痛、短气懒言、脘腹胀满、不欲饮食；重型可见伤后立即晕厥，上腹部痛甚，触痛明显，痛掣左肩。⑥肠损伤在临床中多为常见，尤其是小肠。病机为轻者气滞血瘀，传化失职，以致引起下腹疼痛、中满等症；重者清浊不分，糟粕不送，浊气横逆，甚至干扰阳位，出现瘀血夹浊合而攻心之证。轻者可见腹部微肿，腹内隐隐作痛，痛点固定不移，时吐酸水；重者可见伤后立即晕厥、腹痛剧烈、面色苍白、四肢厥冷、血压下降等症状。⑦膀胱尿道损伤多为外力直接作用于下腹部所致。病机为膀胱或尿道的损伤，轻者气滞血瘀，生化不足，以致下腹疼痛、小便不利；重者气化失职，津液外溢，导致肾水泛滥，命门火衰，可出现昏迷、无尿等危证。膀胱损伤多见少腹疼痛、痛掣阴茎、尿意频频等症状；尿道损伤多见下腹部呈坠痛感，小便不利，涩痛难忍，甚而尿血。⑧睾丸损伤的病机是轻者气滞血瘀，经络痞塞，以致局部肿胀疼痛；重者内动于肾，导致危证。轻型可见疼痛剧烈，甚至晕厥。睾丸肿胀发硬，坠涨难忍；重型可见当场晕厥、四肢痉挛抽搐、神昏气绝等凶险之症。⑨孕妇损伤时，必须先顾全胎元，以和气安胎为主，以免造成不良后果。其病机为轻则气滞血瘀，引起体内气血不和，以致胎动不安出现腰腹疼痛；甚则胎元受损，胎死腹中，以致血结不出引起昏闷欲绝之症。若患者见腹部胀满、腰部牵掣胀痛、心烦胸闷泛呕气促，多属于胎元气伤；若患者出现腹部及腰部坠涨难忍、阴户流血不止、纳呆腹胀，多属于胎元血伤；若见腹痛剧烈、阴户流血不止、腹中无胎者，多为胎死腹中。⑩腹部宿伤是指腹部内伤超过1个月以上者，仍遗留腹痛不适等后遗症，也称腹部陈伤。病机为瘀在腹中，久则内结，或散而未净，或结而不化，以致酿成宿伤。若患者见腹部受伤之处隐隐作痛，可触及硬块瘀结，推之不移，拒按，痛点固定，多为腹部癥结；若患者形体消瘦，面色不华，伤处胀痛不舒，忽聚忽散，多为腹部瘕症。

（9）腰部内伤在临床中极为多见，主症为腰痛。轻者气滞血瘀，引起气血不和；重者可动于肾，导致脏腑功能失调，甚至引起肾脏破裂可导致危证。其辨证辨病为：①腰部气血伤，多由跌仆闪挫或强力举重引起。病机为轻者气行阻滞，经络痞塞，致使腰部疼痛不适；重者瘀血凝结，经脉不通，引起腰部肿胀。若患者腰部骤然疼痛，不能俯仰屈伸，深呼吸或咳嗽疼痛加重，多为气滞所致；若见腰部突然疼痛，痛呈走窜，痛无定处者，多为岔气；若见腰痛难忍，甚至晕厥、牙关紧闭，甚至四肢筋脉抽搐者，多为气闭；若患者腰部疼痛，痛在伤侧，拒按者，多为瘀留腰府；若腰部某一经络或腧穴损伤，往往会引起危重之证。②肾损伤，需高度重视，及时诊断，积极治疗。病机是轻者气滞血瘀，脉络不通；重者肾精不藏，气不归宿，心肾不交，可导致命门火衰。肾络损伤者可见腰部疼痛，咳嗽震痛，伤侧腰眼压痛明显；肾脏损伤可见腰部疼痛难忍，甚至晕厥，两耳失聪，腰部隆起，压痛明显，或尿血。③瘀贯腰脊，病机为瘀血积于腰部督脉之经络，积聚不散，阻塞络道，督脉不用，故阳气不能下达，四肢痿痹；瘀注少腹，则引起丹田腹胀。其临床症状可见下肢麻痹瘫软，筋脉弛纵，少腹胀满，大便不通，小便闭塞。④腰髓损伤，常由损伤致使气滞血瘀，经络不通，督脉不用，肾精不足，筋脉失养。可见局部肿胀疼痛，下肢麻痹无力。⑤腰部宿伤之主症为腰痛，由于气血凝滞经道，久聚不散，气血亏损，外加六淫之邪乘虚而入，以致气血运行失常，而导致腰痛。若患者腰部隐隐作痛，以痿软为主，喜按摩叩击者，多为肾亏型；若患者腰部刺痛难忍、昼轻夜重，并牵掣引起两下肢麻木疼痛者，多为瘀结型；若见腰部痛而兼重、喜热畏寒者，多为寒湿腰痛；若见两下肢沉重，腰部痛而伴有热感、口苦而渴者，多为湿热腰痛。

第二节　局部与整体

祖国医学认为，人体是由皮肉筋骨、气血津液、脏腑经络组成的一个统一整体。人体生命活动主要是脏腑功能的反映，脏腑各有不同的生理功能，通过经络联系全身的皮肉筋骨等组织，构成复杂的生命活动，它们之间保持着相对的平衡，互相联系，互相依存，互相制约，无论是在生理活动还是在病理变化方面都有着不可分割的联系。《正体类要序》曰：“肢体损于外，则气血伤于内，荣卫有所不贯，脏腑由之不和，岂可纯任手法，而不求之脉理，审其虚实，以施补泻哉？”其指出了外伤与内伤、局部与整体之间的密切关系。故在诊治损伤疾病过程中，应从整体观点出发，对气血筋骨、脏腑经络等之间的生理病理关系加以分析，才能把握损伤治疗的本质。

一、气血病机

气血运行于全身，周流不息，外而充养皮肉筋骨，内而灌溉五脏六腑，气血与人体的一切生理活动和各种病理变化密切相关。人体一切筋伤病的发生、发展无不与气血有关，气血调和能使阳气温煦，阴精滋养。若气血失和，便会百病丛生。

“气”一方面来源于与生俱来的肾之精气，另一方面来源于从肺吸入的自然之清气和由脾胃所化生的“水谷精气”，两种气相互结合而形成“真气”，成为人体生命活动的动力源泉，也可以说是维持人体生命活动最基本的力量。“血”由脾胃运化而来的水谷精气变化而成。血形成之后，循行于脉中，依靠气的推动而周流于全身，有营养各个脏腑、器官、组织的作用。“气”与“血”两者的关系十分密切，两者有着密切联系，相互依附，周流不息。

气血与损伤的关系是筋伤病机的核心内容。现将伤气、伤血分述如下。

1. 伤气

因用力过度、跌仆闪挫或击撞胸部等，导致人体气机运行失常，脏腑发生病变，出现“气”的功能失常及相应的病理现象，称为伤气。一般表现为气滞与气虚，损伤严重者出现气闭、气脱，内伤肝胃可见气逆等症。

（1）气滞：人体某一部位、某一脏腑发生病变或遭受外力伤害时，气机不利，都可使气的流通发生障碍，出现气滞的病理现象。气本无形，郁滞则气聚，聚则似有形而实无质，气机不通之处，即伤病之所在，常出现胀闷疼痛。如气滞发生于胸胁，则出现胸胁胀痛，呼吸、咳嗽时均可牵掣作痛等。

（2）气虚：在伤科疾病中，某些慢性损伤、严重损伤后期、体质虚弱和老年患者等均可见到。其主要症状是伤痛绵绵不休、疲倦乏力、语声低微、气短、自汗、脉细软无力等。

（3）气闭：常发生于严重损伤的患者，尤其是颅脑损伤者。因突然而来的强大暴力伤害导致气血错乱，气为血壅，闭而不宣。其主要症状为出现一时性的晕厥、昏迷不省人事、窒息、烦躁妄动，或昏睡困顿等，常见于车祸伤、坠堕伤等。

（4）气脱：损伤引起大出血，可造成气随血脱。气脱者多突然昏迷或醒后又昏迷，表现为呼吸浅促、面色苍白、四肢发冷、二便失禁、脉微弱等症状。常发生于开放性损伤失血过多、头部外伤等严重伤。

（5）气逆：常见于开放性损伤失血过多或头部严重损伤脑震荡、脑挫裂伤患者，为气随血脱的气脱证。症见突然昏迷，或醒后再昏迷，目闭口开、面色苍白、呼吸浅促、四肢厥冷、二便失禁、脉微弱等。

2. 伤血

伤血是指由于跌打、挤压、挫按及各种机械冲击等伤及血脉，以致出血。损伤后血的功能失常可出现各种病理现象，主要有血瘀、血虚、血脱和血热。

（1）血瘀：在伤科疾患中的血瘀多由于局部损伤出血所致。血有形，形伤肿，瘀血阻滞，经脉不通，不通则痛，出现局部肿胀、疼痛。疼痛性质如针刺刀割，痛点固定不移，伤处出现肿胀青紫、面色晦暗、唇舌青紫、脉细或涩等症状。

（2）血虚：在伤科疾患中，由于失血过多，新血一时未及补充；或因瘀血不去，新血不生；或因筋骨严重损伤，累及肝肾，肝血肾精不充，都能导致血虚。表现为面色不华或萎黄、头晕、目眩、心悸、手足发麻、心烦失眠、爪甲色淡、唇舌淡白、脉细无力。

（3）血脱：在创伤严重失血时，出现四肢冰冷、大汗淋漓、烦躁不安，甚至晕厥等虚脱症状。

（4）血热：损伤后积瘀化热或肝火炽盛、血分有热等，均可引起血热。临床可见发热、口渴心烦、舌红、脉数等症状，可致局部血肉腐败，酝酿液化成脓。

二、精津病机

津液和气血均来源于水谷精气，有滋润和濡养皮肉筋骨的作用。

1. 急性筋伤与津液的关系

津液主要来源于水谷精气，为人体生命活动的物质基础之一。当发生严重的软组织损伤时，除气血受损外，常有津液的损伤。大面积皮肤撕脱损伤、严重的软组织挤压伤，患者常出现口渴、皮肤枯操无华、尿少、便秘、苔黄燥等津液不足的症状。

2. 慢性筋伤与津液的关系

筋膜、肌腱与津液的关系十分密切。关节频繁活动、疲劳受损，易导致津液代谢失调；反之，津液亏虚亦常为关节、肌腱劳损的发病内因。津液代谢失调，积聚肿胀，可出现慢性滑膜囊炎等。

三、脏腑病机

脏腑是化生气血、通调经络、濡养皮肉筋骨、主持人体生命活动的主要器官。《杂病源流犀烛·跌仆闪挫源流》指出："虽受跌仆闪挫者，为一身之皮肉筋骨，而气既滞，血既瘀，其损伤之患，必由外侵内，而经络脏腑并与俱伤……其治之法，亦必于经络脏腑间求之。"其说明了跌仆筋伤与脏腑的密切关系。

1. 筋伤与肝、肾的关系

《黄帝内经》指出，五脏各有所主，如"肝主筋""肾主骨""肝肾同源"，说明肝、肾与筋的密切关系很早就广泛地运用于伤科临床中。

（1）肝主筋：指全身筋的功能与肝脏有密切关系，肝血流盈才能使筋得到充分濡养，以维持正常的生理功能。若肝肾虚衰，或先天不足，后天失养，肝肾不足，肝血亏损，则血不养筋。运动属于筋，而筋又属于肝，肝血充盈才能使肢体的筋得到充分的濡养，以维持正常的活动。若肝血不足，血不养筋，则出现手足拘挛、肢体麻木、屈伸不利等症。

（2）肾藏精生髓，主骨：由于筋附于骨，故筋伤疾病与肾有着密切关系，肾虚亦常为筋伤疾患的内因。慢性腰痛与肾虚的关系更为密切。肾主骨生髓，骨是支持人体的支架。骨的生长、发育、修复，均须依赖肾脏精气所提供的濡养和推动。临床上肾的精气不足导致小儿的骨软无力、囟门迟闭，以及某些骨筋的发育畸形。肾精不足，骨髓空虚，可致腿足瘦弱而行动不便，或骨质脆弱，易于骨折。

2. 筋伤与脾、胃的关系

脾主肌肉、四肢，主运化；胃主受纳，腐熟水谷，“脾胃为后天之本”“气血生化之源”，人体的筋肉等组织亦皆依赖脾胃的营养才能发达丰满，臻于健壮。如胃受纳失权，脾运化失司，则清阳不布，气血亏虚，常致筋肉失养，临床可表现为筋肉萎缩、四肢倦怠、举动无力，甚则可发为筋痿、肉痿等。

3. 筋伤与心、肺的关系

心主血，肺主气。气血的周流不息，输布全身，还有赖于心肺功能的健全。心肺调和，则气血得以正常循环输布，才能发挥作用，而筋骨损伤才能得到痊愈。损伤后出血过多，血液不足而心血虚损时，心气也会随之不足，出现心悸、胸闷、眩晕等症。

四、经络病机

经络是运行气血、联络脏腑、沟通表里上下及调节各部功能的通路。经络有运行气血、营运阴阳、濡养筋骨、滑利关节的作用。临床跌仆闪挫所致筋伤常与经络有密切关系，一是脏腑伤病可以累及经络，经络伤病又可内传脏腑而出现症状；二是经络运行阻滞，影响其循行所经过组织器官的功能，经络阻塞，气血之道不得宣通，出现相应部位的症状。同样，如经络为病，气血瘀阻不通，又可导致筋肉失养而发生筋伤疾患，其发病也常累及经络循行所经过的部位。

五、损伤与皮肉筋骨的关系

1. 伤皮肉

伤病的发生，或破其皮肉，使外邪侵入；或气血瘀滞逆于肉理，则因百气不从，郁而化热，犹如闭门留邪，以致被热为毒；局部皮肉组织受邪毒感染，营卫运行功能受阻，气血凝滞，则郁热化火，酿而成脓，出现局部红、肿、热、痛等症状。若皮肉破损引起破伤风，可导致肝风内动，出现张口困难、牙关紧闭、角弓反张和抽搐等症状。

2. 伤筋

筋急则拘挛，筋弛则瘦弱不用。凡跌打损伤，筋首当其冲，受伤机会最多。在临床上，凡扭伤、挫伤后，可致筋肉损伤，局部肿痛、青紫，关节屈伸不利。即使在“伤骨”的病症中，如骨折时，由于筋附着于骨的表面，筋亦往往首先受伤；关节脱位时，关节四周筋膜多有破损。所以，在治疗骨折、脱位时都应考虑筋伤的因素。慢性的劳损，亦可导致筋的损伤，如“久行伤筋”，说明久行过度疲劳，可致筋的损伤。临床上筋伤机会甚多，其证候表现、病理变化复杂多端，如筋急、筋缓、筋缩、筋挛、筋瘔、筋结、筋惕等，宜细审察之。

3. 伤骨

在伤科疾患中所见的“伤骨”病症，包括骨折、脱位，多因直接暴力或间接暴力所引起。凡伤后出现肿胀、疼痛、活动功能障碍，并可因骨折位置的改变而有畸形、骨擦音、异常活动，或因关节脱位，骨的位置不正常，可使附着之筋紧张而出现弹性固定情况。但伤骨不会是单纯性的孤立的损伤。如上所述，损骨能伤筋，伤筋亦能损骨，筋骨的损伤必然累及气血伤于内。

第三节　内治与外治

药物治疗是以中医理论为指导，按照辨证论治原则选方遣药，内外兼用，扶正祛邪，疗伤骨除病的方法。历代医籍对药物治疗都有详细记载，近现代在继承和总结前人经验的基础上，又提出了三期辨证治疗原则。具体应贯彻内外兼治、筋骨并重、动静结合、医患合作等基本治疗原则。既要注意局部损伤的变化，又要重视脏腑、气血的盛衰；既要注意内服药物的治疗，又要重视外用药物的运用，并以八纲辨证为基础，辅以气血、脏腑、经络、营卫气血辨证，根据损伤的虚实、久暂、轻重或缓急等具体情况采用不同的治疗方法。

常用的治疗方法分为内治法与外治法两种。

一、内治法

《正体类要·序》曰："肢体损于外，则气血伤于内，营卫有所不贯，脏腑由之不和。"其阐明局部损伤通过气血、经络可影响到脏腑及全身。因此，治疗应从整体着眼，辨病与辨证相结合，将骨伤科疾病的发生、发展、转归的连续性及阶段性与三期辨证用药结合起来。内治法常用的剂型有汤剂、酒剂、丹剂、丸剂和散剂等，近年来也有把内服药制成针剂、冲剂或片剂的，更方便于临床使用。

1. 初期治法

损伤初期（伤后1～2周）以气滞血瘀、疼痛、肿胀或瘀血化热为主。根据"结者散之"的原理，宜用攻利法，常用攻下逐瘀法、行气活血法和清热凉血法。如损伤严重、瘀血蓄积出现脏腑受损、卒然昏厥、不省人事等，应辨别虚实，因证论治。

（1）攻下逐瘀法：《素问·至真要大论》曰："留者攻之。"《素问·缪刺论》云："人有所堕坠，恶血留内，腹中满胀，不得前后，先饮利药。"故受伤后有瘀血停聚或蓄血妄行者宜采用攻下逐瘀法以攻逐瘀血，泄瘀止痛。本法适用于损伤早期蓄瘀、便秘、腹胀，或蓄血妄行、舌红、苔黄、脉数之体实者，多选用具有活血祛瘀和泻下作用的药物。常用方剂有桃仁承气汤、鸡鸣散、大成汤、黎洞丸等。

攻下逐瘀法属“下”法，药物多苦寒峻猛，故年老体弱、气血虚弱、内伤重症者慎用，若必须“下”者，当遵王好古“虚人不宜下者，宜四物汤加山甲”之意而用之。

（2）行气活血法：又称行气消瘀法，为损伤内治法中最常用的一种。暴力致伤可导致经脉内外气滞血瘀，其治疗原则依《素问·至真要大论》之“结者散之”“逸者行之”和《素问·阴阳应象大论》所谓“血实宜决之”。本法具有通经络、消瘀肿、止疼痛的作用，适用于筋伤后气滞血瘀，局部肿痛但无里实证，或宿伤而有瘀血内结及有某种禁忌而不能猛攻急下者。多选用具有疏通气机，促进血行，消除瘀滞作用的药物。常用方剂有以活血化瘀为主的复元活血汤、活血止痛汤，以行气为主的柴胡疏肝散、复元通气散，行气与活血并重的膈下逐瘀汤、顺气活血汤等。临证应根据筋伤的程度和部位的不同，或重于活血化瘀，或重于行气，或行气与活血并重而灵活选用。行气活血法属“消”法，力不峻猛，如需逐瘀，可与攻下法配合施用。

（3）清热凉血法：本法包括清热解毒和凉血止血法。脉络受损，瘀血蓄而化热，迫血妄行或热盛肉腐，治宜“热者寒之，温者清之”。本法具有清热解毒，凉血止血的作用。适用于热毒蕴结于皮肉筋骨，局部红肿热痛、全身发热、口渴、舌红、苔黄、脉数等，甚或火热内攻，出现各种血热妄行证候者。多选用具有清热解毒，凉血止血作用的药物。常用方剂有加味犀角地黄汤、清心汤、五味消毒饮，以及凉血止血方剂如十灰散、四生丸、小蓟饮子等。止血药应按其归经和出血部位的不同而正确选用，如鼻衄多用白茅根，吐血多用侧柏叶、茜草根，尿血多用蒲黄、小蓟，便血多用槐花、地榆。上部出血忌用升麻、桔梗等升提药，下部出血忌用厚朴、枳实等沉降药。

清热凉血法所用方剂以寒凉药物为主，治疗时应注意防止寒凉太过引起瘀血内停。在治疗出血不多或兼有瘀血的疾病时常与活血化瘀药同用，或选用具有活血化瘀作用的止痛药。出血过多时，辅以补气摄血之法，以防气随血脱，必要时还要结合输血、补液等。脾不统血的出血症忌用本法。

2. 中期治法

损伤中期（伤后3～6周）病情虽已减轻，但仍有一定程度的疼痛、肿胀，同时可能出现肝、胆、脾、胃虚弱，形成虚实兼有之证。治疗上宜攻补兼施，调和营卫，以“和”法为主。常用和营止痛法和舒筋活络法。

（1）和营止痛法：是损伤中较重要的治法之一。本法适用于急性损伤，虽经“消”“下”等法治疗而气滞血瘀，肿痛尚未尽除，而继续用攻下之法又恐伤正者。常用方剂有和营止痛汤、定痛和血汤、七厘散、和营通气散等。

（2）舒筋活络法：损伤后瘀滞停积，气耗血伤，筋肉失养，或风寒湿邪乘虚侵袭，痹阻经络，常使肌肉、筋脉发生挛缩等。本法具有祛风湿，行气血，舒筋活络，通利关节的作用。适用于筋伤后肢体拘挛、强直、麻木痹痛，关节屈伸不利者。多选用具有舒筋、祛风通络作用的药物。常用方剂有舒筋活血汤、活血舒筋汤、舒筋汤、蠲痹汤等。

舒筋活络药物各有偏胜，临床应用宜辨清寒热虚实，分别选用辛温、寒凉或益血养肝类药物。一些舒筋活络药物性较辛燥，易伤阴血，故阴血虚者不能单独使用过久，可配合补阴益血之品。

3. 后期治法

急性损伤后期（损伤6周以后），瘀血、肿胀基本消除，但撕裂损伤之筋骨尚未能愈合坚固，经脉未能完全畅通，气血、脏腑虚损之证突出。其治法应同慢性损伤，以补益为主，常用补养气血法、补益肝肾法。因损伤日久，若调护不当，复感风寒湿邪者颇多，故后期治法还包括温经通络法。

（1）补养气血法：损伤日久多出现气血亏损之证，若早期攻伐太过或虚人外伤，虚弱之候更明显。《素问·阴阳应象大论》云："形不足者，温之以气，精不足者，补之以味。"通过补养气血可使气血旺盛以濡养皮肉筋骨，使之强劲有力。本法适用于久伤体虚，气血不足，筋骨痿弱，肌肉萎缩者。多选用具有补益气血作用的药物。常用方剂有四君子汤、四物汤、八珍汤、十全大补汤等。

补气、补血虽各有重点，但不能截然分开。气虚可致血虚，血虚可致气损，故在治疗上常补气、养血兼用。本法属补法，瘀实邪盛者不宜应用。补气药性多温燥，阴虚内热、肝阳上亢者忌用。补血药性多滋腻，脾胃虚弱者常需配伍理气健脾药物。

（2）补益肝肾法：肝主筋，筋伤则内动肝。肾主骨，主腰脚。本法具有补益肝肾，强壮筋骨作用。适用于损伤后期体质虚弱、肝肾亏虚所导致的筋骨痿软，腰脊不举，胫酸节挛，疼痛日久者。肝为肾之子，"虚则补其母"，故肝虚者应注意补肾。常用方剂有壮筋养血汤、生血补髓汤、左归丸、右归丸等。

（3）温经通络法：损伤日久，气血不足，运行不畅，或阳气不足，风寒湿邪乘虚侵袭，常导致经络不通。气血喜温而恶寒，本法具有祛除风寒湿邪，活血舒筋，滑利关节，通畅经络的作用。适用于筋伤后气血不畅，或关节痹痛者。多使用温热类的祛风、散寒、除湿药，并佐以调和营卫或补益肝肾之品。常用方剂有麻桂温经汤、乌头汤、大红丸、大活络丹、小活络丹等。

（4）养阴清热法：主要用于损伤疾病后期或肢节病痛患者有阴液耗损，邪毒留于阴分症状者，如骨蒸、潮热、颧红、盗汗、消瘦、口干唇燥、胃纳少思、大便燥结、舌红、苔少等症。养阳清热法主要选用鳖甲、青蒿、地骨皮、银柴胡、秦艽、白薇等药，代表方剂为青蒿鳖甲汤。

（5）固涩收敛法：是用固涩收敛药物，使气血津液不再耗散的一种方法。骨伤患者常有多汗、遗精、尿量增加、白带增多等症状，而影响骨折、伤筋、内伤的愈合。固涩收敛法可改善这些症状。常用方剂如玉屏风散、当归六黄汤、金锁固精丸、缩泉丸等。

附：骨病

骨病的发生可能与损伤因素有关，但其病理变化、临床表现与骨伤并不相同，故治疗有其特殊性。《素问·至真要大论》说："寒者热之，热者寒之，微者逆之，甚者从之，坚者削之，客者除之，劳者温之，结者散之，留者攻之，燥者濡之，急者缓之，散者收之，损者益之，逸者行之，惊者平之。"这些辨证论治精神，就是骨病内治法遵循的基本原则。如骨痈疽多属热证，"热者寒之"，宜用清热解毒法；骨痨多属寒证，"寒者热之"，宜用温阳解毒法；痹证因风寒湿邪侵袭，"客者除之"，故以祛邪通络法为主；痿证主要表现为肌肉萎缩，"损者益之"，采用补益脾胃法；筋肉挛急者，肢体活动不利，"急者缓之"，宜用舒筋解痉法；骨肿瘤乃因瘀血毒邪内聚，肿块坚硬不移，"坚者削之"，宜用活血解毒法；骨关节退行性疾病多因慢性劳损引起，"劳者温之"，宜用温经通络法；骨软骨病者气血凝滞，"结者散之"，宜用行气活血法或祛痰散结法；地方性或职业性骨关节病因毒物摄入所致者，根据"逸者行之"原则，宜用疏泄解毒法。骨病内治法，归纳起来有五大方法，即解毒法、散结法、通络法、内托法、补养法。

1. 解毒法

（1）清热解毒法：适用于骨痈疽，热毒蕴结于筋骨或内攻营血诸证。其他骨病兼邪毒侵袭者，也可使用。骨痈疽早期可用五味消毒饮、黄连解毒汤或仙方活命饮合五神汤加减，如热毒盛者加黄连、黄柏、生山栀，有损伤史者加桃仁、红花；热毒在血分的实证，疮疡兼见高热烦躁、口渴不多饮、舌绛、脉数者，可加用生地黄、赤芍、牡丹皮等药；热毒内陷或有走黄重急之征象，症见神昏谵语或昏沉不语者，当用清心开窍之药，如安宫牛黄丸、紫雪丹等。此外，阴虚内热的虚证，如骨病疮疡兼见骨蒸潮热、口干咽燥、虚烦不寐、舌光质红、脉象细数，治以养阴清热法。本法是用寒凉的药物使内蕴之热毒清泄，因血喜温而恶寒，寒则气血凝滞不行，故不宜寒凉太过。

（2）温阳解毒法：适用于阴寒内盛之骨痨或附骨疽。本法是用温阳通络的药物，使阴寒凝滞之邪得以驱散。流痰初起，患处漫肿酸痛、不红不热、形体恶寒、口不作渴、小便清利、苔白、脉迟等内有虚寒现象者，可选用阳和汤加减。阳和汤以熟地黄大补气血为君；鹿角胶生精补髓，养血助阳，强壮筋骨为辅；麻黄、干姜、桂枝，宣通气血，使上述两药补而不滞，主治一切阴疽。

（3）疏泄解毒法：适用于地方性或职业性骨关节病因毒物摄入所致者。本法应用利尿、泻下及解毒药物，以使毒物迅速排出体外。但疏泄时，应注意扶正。罹病后发热，烦渴引饮，水入则吐，小便不利，苔白腻者，宜用五苓散；热结阴亏，大便秘结者，用增液承气汤加减；肝经实火所致口苦、胁痛、小便不利者，用龙胆泻肝汤。

（4）活血解毒法：适用于瘀血与毒邪内聚之恶性骨肿瘤。本法根据“坚者削之”治则，应用活血化瘀，软坚散结解毒的药物，使肿瘤、肿块消散。肿块坚硬者，可用六军丸；兼有疼痛，皮肤青紫者，选用琥珀黑龙丹；症见局部疼痛进行性加剧，皮肤静脉怒张，舌质紫暗者，用消癌片。

2. **散结法**

（1）行气活血法：适用于气血凝滞之骨软骨病、骨肿瘤及其他骨病。本法应用行气、活血药物，消除骨病之肿、痛症状。四肢骨疾病的初期，宜用桃仁四物汤加减。

（2）祛痰散结法：适用于骨病见无名肿块，痰浊留滞于肌肉或经隧之内者。骨病的癥瘕积聚均为痰滞交阻、气血凝留所致。此外，外感六淫或内伤情志，以及体质虚弱等，亦能使气机阻滞，液聚成痰。本法在临床应用时要针对不同病因，与下法、消法、和法等配合使用，才能达到化痰、消肿、软坚之目的。常用方剂有二陈汤、苓桂术甘汤等。

3. **通络法**

（1）祛邪通络法：适用于风寒湿邪侵袭而引起的各种痹证。祛风、散寒、除湿及宣通经络为治疗痹证的基本原则，但由于各种痹证感邪偏盛及病理特点不同，辨证时还应灵活变通。常用方剂有蠲痹汤、独活寄生汤、三痹汤、通痹汤等。

（2）舒筋解痉法：适用于各种筋肉挛缩者。本法采用养血活血、疏肝理筋或镇肝解痉的药物治疗。损伤缺血所致者，宜用圣愈汤加木瓜、柴胡、山栀、麦冬、五味子；热病邪传厥阴，表现为神昏、烦躁、手足痉挛者，用羚角钩藤汤；头痛、头晕、四肢抽搐者，用镇肝熄风汤；脑髓病患引起筋挛者，用大活络丹。

4. **内托法**

内托法简称托法，是用补益气血的药物扶助正气，托毒外出，以免毒邪内陷的方法。此法适用于骨病疮疡中期毒盛正虚，不能托毒外泄，疮形平塌，根脚散漫，难溃难腐的疮疡虚证。如毒气盛而正气未衰者，可用透脓补托之药物，促其早日成脓溃破，以免脓毒旁窜或深陷而导致“走黄”。《外科精义·托理法》指出：“脓未成者使脓早成，脓已溃者使新肉早生；气血虚者托里补之，阴阳不和托里调之。”因此，内托法可分为透脓和补托两法。

（1）透脓法：适用于肿疡已成，正旺毒盛尚未溃破者，不宜用之过早，脓疡初起或未成脓时勿用，常用的有透脓散等方剂。

（2）补托法：适用于毒势方盛而正气已虚，不能托毒外出或溃后脓水稀少，坚肿不消，神疲身热，面色少华，脉数无力者。常用方剂有托里消毒散、神功内托散等。

5. **补养法**

补养法是用补养药物，恢复其正气，帮助其生新，促使疮口早日愈合，使患者早日康复的方法。此法适用于溃疡后期，毒势已去，脓水清稀，疮口难敛，或因病灶清除等大手术后元气虚弱、气血亏损、神疲乏力者。凡气血虚弱者，宜补气养血，常用人参养荣汤、十全大补汤加减；肝肾不足者，宜补益肝肾，常用六味地黄汤加减；脾胃虚弱者，宜补养脾胃，常用参苓白术散、归脾汤等。

总之，骨病的治疗比骨伤要复杂一些，需审因辨证论治，如疮疡内治法初期宜用解毒法，中期宜用内托法，后期宜用补养法。但在病情复杂之时，往往数法合用。其他如兼有痰结者加用祛痰法；湿阻者加利湿药物；气血凝滞者佐以行气活血和营等法。除按病变过程，辨明其阴阳，选用基本方药外，尚有按部位加减之法，如上部加祛风药，中部佐以行气之品，下部加用利湿药物等。

二、外治法

应用药物施于病变局部皮肤，以达到治疗目的的方法，称为外治法。外治法和内治法一样贯穿着整体观念和辨证论治的精神。清代吴师机认为：“外治之理，即内治之理；外治之药，即内治之药，所异者法耳。”外用药物主要通过皮肤渗透进入体内发挥疗效，临床上可分为敷贴法、涂擦法、熏洗湿敷法等。

1. **敷贴法**

敷贴法是指直接敷贴在损伤局部的药物制剂，常见的有药膏、膏药和药粉三种。随着现代医疗技术的发展，敷贴剂型和方法均有所改进，如将敷贴药制成胶布或做离子导入等。

（1）药膏：又称敷药或软膏，由碾成细末的药粉和基质混合而成。常用的基质有饴糖、凡士林、油脂等，也可用水、蜜、酒、醋或鲜草药汁将药末调拌成糊状直接敷贴。药膏具有作用直接、迅速、使用方便等特点。少数患者外敷药膏后会产生接触性皮炎，应注意观察，及时处理。

常用的药膏按其功用可分以下几种：

1）消瘀退肿止痛类：适用于损伤初期肿胀、疼痛者。可选用消瘀止痛药膏、栀黄止痛散、定痛膏、三色敷药、活血散等。

2）舒筋活血类：适用于损伤中期患者。可选用三色敷药、舒筋活络药膏、活血散等。

3）温经通络类：适用于骨关节痹证、退行性骨关节病及损伤日久、复感风寒湿邪者。可选用温经通络膏、舒筋散。

4）清热解毒类：适用于骨痈疽及其他损伤感染邪毒，局部红、肿、热、痛者。可选用金黄膏、四黄膏、芙蓉散、消毒定痛散等。

5）生肌拔毒类：适用于骨痈疽、骨痨已破溃，或开放性损伤红肿已消，但创口尚未愈合者。可选用象皮膏、生肌玉红膏等。

（2）膏药：又称薄贴，由多种药末配以香油、黄丹或蜂蜡等基质炼制而成，属中医外用药物中一种特有剂型。膏药遇温烊化而具有黏性，能粘贴在患处。具有应用方便，药效持久，便于收藏、携带，经济节约等优点。膏药一般由较多药物组成，适合治疗多种疾患。按其功用可分为以下几类：

1）祛瘀止痛类：适用于损伤肿痛者，如损伤风湿膏、坚骨壮筋膏等。

2）祛风散寒除湿类：适用于骨关节痹证，或损伤兼风湿者，如狗皮膏、伤湿宝珍膏、万灵膏、万应膏等。

3）拔毒提腐类：适用于骨痈疽、骨痨有创面溃疡者，可用太乙膏、陀僧膏等。

（3）药粉：又称掺药，是直接掺于伤口上或加在敷药上敷贴患处的药粉。按功效可分为以下几类：

1）止血收口类：适用于损伤出血者，如桃花散、花蕊石散、如圣金刀散等。

2）活血止痛类：适用于损伤初期，局部瘀血肿痛者，如四生散等。

3）温经散寒类：适用于骨关节痹证，或损伤后期局部寒湿停聚、气血凝滞疼痛者；如丁桂散、桂麝散等，常掺于烘热的膏药上粘贴。

4）祛腐拔毒类：适用于骨痈疽、骨痨破溃后形成瘘管、窦道或创面腐肉未去或肉芽过多者，如九一丹、七三丹、红升丹、白降丹等。

5）生肌长肉类：适用于骨痈疽、骨痨创面新肉难长者，如生肌八宝丹、珍珠粉等。

2. 涂擦法

涂擦法是用药水或油膏直接涂搽于患处，也可在施行理筋手法时配合使用。一般可分为：

（1）酒剂：又称外用药酒或药水，是将多种配制好的药物放置于白酒、醋溶液中浸泡一定时间后过滤去渣而成。一般酒、醋之比为8∶2，也有单独用酒浸泡。常用的有活血酒、正骨水、舒筋药水、茴香酒、散瘀镇痛酊等。

（2）油剂与油膏：用香油、花生油把药物煎熬后去渣制成，也可加黄蜡而制成油膏。具有温经通络、消散瘀血的作用，常用的有红花油、白花油、伤油膏、跌打万花油、活络油膏、按摩乳、松节油等。

3. **熏洗湿敷法**

熏洗湿敷法是指将药物置于锅或盆中加水煮沸后，先用热气熏蒸患处，候水温稍降后用药水浸洗患处。也可以将药物分成2份，分别用布包住，放入锅中加水煮沸后，先取出药包熏洗患处，药包凉后再放回锅中，取出另一包交替使用，温度以患者感觉舒适为度，注意不要烫伤皮肤，尤其是皮肤感觉迟钝的患者。冬天可在患肢上加盖棉垫后再熏洗，使热能持久，每日2次，每次15～30分钟，每剂药可熏洗数次。本法具有舒松关节、疏通经络、调和气血、活血止痛的作用，常用海桐皮汤、舒筋活血洗方、八仙逍遥汤、风伤洗剂等。开放性损伤合并感染、骨痈疽、骨痨破溃后脓液较多或创面腐肉较多、伤口久不愈合者，常用野菊花煎水、2%～20%黄柏溶液、蒲公英鲜药煎汁、苦参汤等煎水外洗。

4. **热熨法**

热熨法是将药物加热后用布袋装好，熨贴于损伤局部的一种外治法。热熨的作用一方面是借火气之热力来温通经络，调和血脉，另一方面取药物的温通作用。所选药物多为辛温通络之品，加热后起温通祛寒、行气止痛的作用，使损伤日久，瘀血凝聚者，肿胀消退，疼痛减轻，肌肉、关节活动灵便。本法适用于不易外洗的腰脊躯体之新伤、陈伤。主要的有以下几种：

（1）坎离砂：铁砂炒热后用醋、水煎成的药汁搅拌制成。用时加醋少许拌匀并置于布袋中，数分钟内会自然发热，用于热熨患处。适用于慢性腰腿痛、陈伤兼有风湿证者。

（2）熨药：又称腾药。将药物置于布袋中，扎好袋口，放在锅中蒸热后熨患处。适用于损伤肿痛，或挟有风寒湿者，如“热敷1号”。

第四节 新伤与陈伤

新伤与陈伤是指皮肉、筋骨、脏腑等组织器官出现结构上的破坏与功能损伤，因为在就诊时间上的长短不同，从而为诊断和治疗原则提供了依据。

新伤是指受伤时间比较短（一般为2~3周）的损伤，又称新鲜性损伤。

陈伤是指受伤时间比较长（一般在3周以上）的损伤，又称陈旧性损伤、宿伤、老伤。陈伤的特点一般有损伤史，日久失治或者是久治不愈，或是旧伤反复发作。

王宏坤认为，新伤与陈伤的划分意义在于指导临床辨证施治。

王宏坤认为，创伤早期为实证，多为气滞血瘀、虚实夹杂证，既可在新病发生，也可由久病演化而来。故治疗时应根据不同病因、病机，以理气、益气、养血、活血、解郁、滋阴、通痹为基本治法，攻补兼施，最终达到邪去正安的治疗目的。王宏坤秉承白马寺骨科精神，治伤专从气血论治，用药各异，即骨伤早期气血瘀滞，用药以破为主，祛瘀生新，亡血者补而兼行；中期气血不和，经络不通，用药以和为主，活血接骨；后期久病体虚，用药以补为主，益气养血，滋补肝肾，壮筋骨，利关节。他强调，初期用药瘀则当破，亡血补而兼行，因气血互根，血药中必加气药才能加速病愈。肝主血，败血必归于肝，肝受损，轻则连及脾胃传化之道，重则连及心肺，干扰上焦清静之腑。故在活血祛瘀的同时加上疏肝理气之品，必然收到事半功倍之效。中期气血不和，经络不通，患者经初期活血祛瘀治疗，但瘀血尚有残余，气血未完全恢复，若继用攻破之药则恐伤及正气，故治宜调和气血、接骨续筋、消肿止痛。后期因损伤日久，长期卧床，加之固定限制肢体活动，故正气亏虚，营卫不和，气血运行不利，血络之中再生瘀滞，虚中有滞，易感受内外之邪因而并病，治宜和营卫、补气血、健脾固肾、通利关节为主。若只活解气血，通利关节，关节虽通，但气血不足而必复滞，或只重补气血则愈补愈滞，只有通中兼补，辨证而治，方能取得好的疗效。

王宏坤在临床上依据破、和、补的原则，选方上多用或补气行瘀，或益气通痹，或补气活络，或补气散瘀接骨，如平乐正骨的益气活血汤、益气接骨汤、益气通痹汤、补气壮腰汤、复活汤等一系列临床治疗腰腿疼痛、骨折迟延愈合、股骨头缺血性坏死等疾病的行之有效方剂。

同时，王宏坤还根据自己的临床经验拟定了脊得舒、栀黄止痛散等内服、外敷的方药，并且充分发挥手法治疗在损伤各期的不同作用，将理筋、舒筋、拨筋、拔筋的手法理念贯彻到新伤与陈伤不同的治疗中。

第五节　气血与脏腑

人体是由皮肉、筋骨、脏腑、经络、气血与津液等共同组成的一个有机整体，人体生命活动主要是脏腑功能的反映，脏腑功能的物质基础是气血、津液。脏腑各有不同的生理功能，通过经络联系全身的皮肉筋骨等组织，构成复杂的生命活动，它们之间保持着相对的平衡，互相联系，互相依存，互相制约，无论是在生理活动还是在病理变化方面都有着不可分割的联系。因此，骨伤病的发生和发展与皮肉筋骨、脏腑经络、气血津液等都有密切的关系。

外伤疾患多由于皮肉筋骨损伤而引起气血瘀滞，经络阻塞，或瘀血邪毒由表入里，而导致脏腑不和；亦可由于脏腑不和由里达表引起经络、气血、津液病变，导致皮肉筋骨病损。明代薛己在《正体类要》序文中指出：“肢体损于外，则气血伤于内，营卫有所不贯，脏腑由之不和。”其说明人体的皮肉筋骨在遭受到外力损伤时，可进而影响体内，引起气血、脏腑等一系列的功能紊乱。

一、气血病机

（一）气血的生理功能

气血运行于全身，周流不息，外而充养皮肉筋骨，内则灌溉五脏六腑，维持着人体正常生命活动。

“气”一方面来源于与生俱来的肾之精气，另一方面来源于从肺吸入的清新之气和由脾胃所化生的“水谷精气”。前者为先天之气，后者乃后天之气，这两种气相互结合而形成的“真气”，成为人体生命活动的原动力，也可以说是维持人体生命活动最基本的力量。气是一种流动的物质，气的运动形式多种多样，主要有升、降、出、入四种基本运动形式。它的主要功能包括对一切生理活动的推动作用，温养形体的温煦作用，对外邪侵入的防御作用，血和津液的化生、输布、转化的气化作用，以及防止血、津液流失的固摄作用。总之，气在全身流通，无处不到，上升下降，维持着人体动态平衡。

“血”由从脾胃运化而来的水谷精气变化而成。《灵枢·决气》说：“中焦受气取汁，变化而赤，是谓血。”前人称“血主濡之”，血形成之后，循行于脉中，依靠气的推动而周流于全身，对各个脏腑、组织、器官有营养作用。《素问·五脏生成》说：“肝受血而能视，足受血而能步，掌受血而能握，指受血而能摄。”其说明全身的皮肉、筋骨、脏腑，都需要得到血液的营养，才能行使各自的生理功能。

“气”和“血”的关系十分密切。气推动血沿着经脉而循行全身，以营养五脏、六腑、四肢、百骸。两者相互依附，周流不息。《素问·阴阳应象大论》阐述了气血之间的关系：“阴在内，阳之守也；阳在外，阴之使也。”《血证论·吐血》则概括为：“气为血之帅，血随之而运行；血为气之守，气得之而静谧。”血的循行，靠气的推动，气行则血运行，气滞则血瘀。反之血溢于外，成为瘀血，气亦必随之而滞。大量出血，必然导致气血同时衰竭，称为“气随血脱”。这些阴阳、内外、守使等概念，不仅说明了气血本身的特点，而且也生动地阐明了二者之间相互依存的关系。

（二）损伤与气血的关系

王宏坤认为，损伤与气血的关系十分密切，当人体受到外力伤害后，常导致气血运行紊乱而产生一系列的病理改变。人体一切伤病的发生、发展无不与气血有关。

1. 伤气

伤气是指因用力过度、跌仆闪挫或击撞胸部等因素，导致人体气机运行失常，脏腑发生病变，出现“气”的功能失常及相应的病理现象。一般表现为气滞与气虚，损伤严重者可出现气闭、气脱，内伤肝胃可见气逆等症。

（1）气滞：气运行于全身，正常时流通舒畅，当人体某一部位、某一脏腑受伤或发生病变，都可使气的流通发生障碍，出现“气滞”的病理现象。《素问·阴阳应象大论》说：“气伤痛，形伤肿。”气本无形，郁滞则气聚，聚则似有形而实无质，气机不通之处，即伤病之所在，常出现胀闷疼痛。如气滞发生于胸胁，则出现胸胁胀痛，呼吸、咳嗽时均可牵掣作痛等。损伤气滞的特点为外无肿形，痛无定处，自觉疼痛范围较广，体表无明确压痛点。气滞在骨伤科中多见于胸胁屏伤或挫伤。

（2）气虚：气虚是全身或某一脏腑、器官、组织出现功能不足和衰退的病理现象。在骨伤科疾病中某些慢性损伤患者、严重损伤后期、体质虚弱和老年患者等均可见到。其主要证候是伤痛绵绵不休、疲倦乏力、语声低微、气短、自汗、脉细软无力等。

（3）气闭：常为损伤严重而骤然导致气血错乱，气为血壅，气闭不宣。其主要证候为出现一时性的晕厥、不省人事、窒息、烦躁妄动、四肢抽搐或昏睡困顿等。《医宗金鉴·正骨心法要旨》有“或昏迷目闭，身软而不能起，声气短少，语言不出，心中忙乱，睡卧喘促，饮食少进”等描述。常见于严重损伤的患者。

（4）气脱：严重损伤可造成本元不固而出现气脱，是气虚最严重的表现。如损伤引起大出血，可造成气随血脱。气脱者多突然昏迷或醒后又昏迷，表现为呼吸浅促、面色苍白、四肢厥冷、二便失禁、脉微弱等。常发生于开放性损伤失血过多、头部外伤等严重伤患。

（5）气逆：损伤而致内伤肝胃，可造成肝胃气机不降而反逆上，出现嗳气频频、作呕欲吐或呕吐等症。

2. **伤血**

伤血是指由于跌打、挤压、挫撞及各种机械冲击等伤及血脉，以致出血，或瘀血停积。损伤后血的功能失常可出现各种病理现象，主要有血瘀、血虚、血脱和血热。

（1）血瘀：血瘀可由局部损伤出血及各种内脏和组织发生病变所形成。在骨伤科疾患中的血瘀多由于局部损伤出血所致。血有形，形伤肿，瘀血阻滞，经脉不通，不通则痛，故血瘀出现局部肿胀、疼痛。疼痛性质如针刺刀割，痛点固定不移，是血瘀最突出的一个症状。血瘀还可在伤处出现肿胀青紫，同时由于瘀血不去，可使血不循经，反复出血不止。全身症状表现为面色晦暗、唇舌青紫、脉细或涩等。在骨伤科疾患中，气滞血瘀常常同时并见，《素问·阴阳应象大论》指出：“气伤痛，形伤肿。故先痛而后肿者，气伤形也；先肿而后痛者，形伤气也。”临床上多见气血两伤，肿痛并见，唯有所偏胜，或伤气偏重，或伤血偏重，以及先痛后肿，或先肿后痛等不同情况。

（2）血虚：血虚是体内血液不足所发生的病变，其原因主要是由于失血过多或心脾功能不佳，生血不足所致。在骨伤科疾患中，由于失血过多，新血一时未及补充；或因瘀血不去，新血不生；或因筋骨严重损伤，累及肝肾，肝血肾精不充，都能导致血虚。血虚证候表现为面色不华或萎黄、头晕、目眩、心悸、手足发麻、心烦失眠、爪甲色淡、唇舌淡白、脉细无力。在骨伤科疾患中还可表现为局部损伤之处久延不愈，甚至血虚筋挛、皮肤干燥、头发枯焦，或关节缺少血液滋养而僵硬、活动不利。血虚患者，往往由于全身功能衰退，同时可出现气虚证候。气血俱虚则在骨伤科疾患中表现为损伤局部愈合缓慢，功能长期不能恢复等。

（3）血脱：在创伤严重失血时，往往会出现四肢厥冷、大汗淋漓、烦躁不安，甚至晕厥等虚脱症状。血虽以气为帅，但气的宁谧温煦需血的濡养。失血过多时，气浮越于外而耗散、脱亡，出现气随血脱、血脱气散的虚脱证候。

（4）血热：损伤后积瘀化热或肝火炽盛、血分有热均可引起血热。临床可见发热、口渴、心烦、舌红绛、脉数等，严重者可出现高热昏迷。积瘀化热，邪毒感染，尚可致局部血肉腐败，酝酿液化成脓。《正体类要·正体主治大法》说：“若患处或诸窍出血者，肝火炽盛，血热错经而妄行也。”若血热妄行，则可见出血不止等。

二、脏腑病机

（一）脏腑的生理功能

脏腑是化生气血，通调经络，营养皮肉筋骨，主持人体生命活动的主要器官。脏与腑的功能各有不同。《素问·五脏别论》中说：“五脏者，藏精气而不泻也”；“六腑者，传化物而不藏”。脏的功能是化生和贮藏精气，腑的功能是腐熟水谷、传化糟粕、排泄水液。

王宏坤认为，人体是一个统一的整体，体表与内脏、内部脏腑之间有着密切的联系，不同的体表组织由不同的内脏分别主宰。脏腑发生病变，必然会通过它的有关经络反映在体表；而位于体表组织的病变，同样可以影响其所属的脏腑出现功能紊乱。如“肝主筋”“肾主骨”“脾主肌肉”等。肝藏血主筋，肝血充盈，筋得所养，活动自如；肝血不足，筋的功能就会发生障碍。肾主骨，藏精气，精生骨髓，骨髓充实，则骨骼坚强；脾主肌肉，人体的肌肉依赖脾胃化生气血以资濡养。这都说明了人体内脏与筋骨气血的相互联系。

（二）损伤与脏腑的关系

王宏坤引用《血证论》中的一段话“业医不知脏腑，则病原莫辨，用药无方”，指出脏腑病机是探讨疾病发生发展过程中，脏腑功能活动失调的病理变化机制。外伤后势必造成脏腑生理功能紊乱，并出现一系列病理变化。

1. 肝、肾

《素问·宣明五气》提出五脏随其不同功能而各有所主。“肝主筋”“肾主骨”的理论亦广泛地运用在伤科辨证治疗上，损伤与肝、肾的关系十分密切。

肝主筋。《素问·五藏生成》说：“肝之合筋也，其荣爪也。”《素问·六节藏象论》说：“其华在爪，其充在筋。”这些条文都说明肝主筋，主关节运动。《素问·上古天真论》说：“丈夫……七八肝气衰，筋不能动，天癸竭，精少，肾脏衰，形体皆极。”指出人到了五十多岁，则进入衰老状态，表现为筋的运动不灵活，是由于肝气衰筋不能动的缘故。“肝主筋”也就是认为全身筋肉的运动与肝有密切关系。肝血充盈才能养筋，筋得其所养，才能运动有力而灵活。肝血不足，血不养筋，则出现手足拘挛、肢体麻木、屈伸不利等症。

肝藏血。《灵枢·本神》说：“肝藏血。”《素问·五藏生成》说：“故人卧，血归于肝……足受血而能步，掌受血而能握，指受血而能摄。”肝藏血是指肝脏具有贮藏血液和调节血量的功能。凡跌打损伤之证，而有恶血留内时，则不分何经，皆以肝为主，因肝主藏血，故败血凝滞体内，从其所属，必归于肝。如跌仆闪挫屏伤的疼痛多发生在胁肋少腹处，正是因为肝在胁下，肝经起于大趾，循少腹，布两胁的缘故。

肾主骨，主生髓。《灵枢·本神》说：“肾藏精。”《素问·宣明五气》说：“肾主骨。”《素问·六节藏象论》说：“肾者……其充在骨。”《素问·阴阳应象大论》说：“肾生骨髓”，“在体为骨”。这些都是说明肾主骨生髓，骨是支持人体的支架。

肾藏精，精生髓，髓养骨，所以骨的生长、发育、修复，均须依赖肾脏精气所提供的营养和推动。临床上肾的精气不足导致小儿骨软无力、囟门迟闭及某些骨骼的发育畸形；肾精不足，骨髓空虚，可致腿足痿弱而行动不便，或骨质脆弱，易于骨折。《诸病源候论》说：“肾主腰脚”，以及“劳损于肾，动伤经络，又为风冷所侵，血气搏击，故腰痛也。”《医宗必读》认为腰痛的病因“有寒有湿，有风热，有挫闪，有瘀血，有滞气，有积痰皆标也，肾虚其本也”。所以肾虚者易患腰部扭闪和劳损等症，而出现腰背酸痛、腰脊活动受限等症状。又如骨折损伤必内动于肾，因肾生精髓，故骨折后如肾生养精髓不足，则无以养骨，难以愈合。故在治疗时，必须用补肾续骨之法，常配合入肾经的药物。筋骨相连，发生骨折时常伤及筋，筋伤则内动于肝，肝血不充，无以荣筋，筋失滋养而影响修复。肝血肾精不足，还可以影响骨折的愈合，所以在补肾同时须养肝、壮筋，常配合入肝经的药物。

2. 脾、胃

脾为仓廪，主消化吸收。《素问·灵兰秘典论》说：“脾胃者，仓廪之官，五味出焉。”其说明胃主受纳、脾主运化。运化是指把水谷化为精微，并将精微物质转输至全身的生理功能。它对于气血的生成和维持正常活动所必需的营养起着重要的作用，故称为气血生化之源。此外，脾还具有统摄血液防止逸出脉外的功能。它对损伤后的修复起着重要的作用。

脾主肌肉四肢。《素问·痿论》说：“脾主身之肌肉。”《灵枢·本神》说："脾气虚则四肢不用。"全身的肌肉都要依靠脾胃所运化的水谷精微营养，一般人如果营养好则肌肉壮实，四肢活动有力，即使受伤也容易痊愈；反之，若肌肉瘦削，四肢疲惫，软弱无力，则伤后不易恢复。所以损伤以后要注意调理脾胃的功能。胃气强，则五脏俱盛。脾胃运化功能正常，则消化吸收功能旺盛，水谷精微得以生气化血，气血充足，输布全身，损伤也容易恢复。如果脾胃运化失常，则化源不足，无以滋养脏腑筋骨。胃气弱则五脏俱衰，必然影响气血的生化和筋骨损伤的修复。所以有"胃气一败，百药难施"的说法。这正是脾主肌肉，主四肢，四肢皆禀气于胃的道理。

3. 心、肺

心主血，肺主气。气血的周流不息，输布全身，还有赖于心肺功能的健全。心肺调和，则气血得以正常循环输布，才能发挥煦濡的作用，而筋骨损伤才能得到痊愈。肺主一身之气，如果肺的功能受损，不但会影响呼吸功能，而且也会影响气的生成，从而导致全身性的气虚，出现体倦无力、气短、自汗等症状。《素问·痿论》说："心主身之血脉。"主要是指心气有推动血液循环的功能。血液的正常运行，不仅需要心气的推动，而且赖于血液的充盈，气为血之帅，而又依附于血。因此损伤后出血过多，血液不足而心血虚损时，心气也会随之不足，出现心悸、胸闷、眩晕等症。

三、治痹经验

基于气血脏腑的这种相互关系，临床上王宏坤治痹证经验总结如下：

（1）王宏坤认为痹证的发生主要是因为风、寒、湿邪侵袭人体，阻滞经络，使气血运行不畅所致，因此，本病的关键在于气血的运行，无论是风、寒、湿或继发的痰、瘀等病邪，均是在阻碍了气血运行的基础之上发病，故在治疗时祛邪须辨证，疏风、散寒、化湿、祛痰、逐瘀，其目的在于疏通经络，使气血运行通畅，则风寒湿邪就无存留之机。

（2）王宏坤认为精神情志不畅是骨痹形成的又一因素，也是容易被人忽视的主要因素，无论是痹证的形成，还是痹证形成后的发展变化，精神因素均起主要作用。祖国医学认为，气行则血行，气滞则血滞，而气郁往往会导致气机不畅，郁滞不行，这种气机郁滞的内环境常常为外邪的入侵和留滞提供了有利场所，而痹证所造成的气血不行又与机体气机郁滞相结合，从而加重了瘀、郁、痹、闭的程度，治疗上较为棘手，因此，治疗上要密切观察患者的情志变化，深入细致地了解患者的情志所伤，不仅要疏肝解郁，还要从心理上为患者开导、释怀，让患者树立治疗信心，才能收到较好的疗效。

第六节　筋伤与骨伤

中医骨伤科学是研究防治人体皮肉、筋骨、气血、脏腑经络损伤与疾患的一门科学。在古代属“折疡”“金镞”等范畴。历史上骨伤科有“金疡”“接骨”“正骨”“伤科”等不同称谓。中医骨伤科学历史悠久，是在我国各族人民与外伤疾患长期斗争中创造和发展起来的，并形成了丰富的理论体系，成为一门独立的学科，是中国医学的重要组成部分，为中华民族的繁衍昌盛和医学的发展做出了贡献。从我国医学分科的演变，可以看出中医骨伤科发生和发展的变化。在周代，医学分为四门：食医（营养医）、疾医（内科）、疡医（外科）和兽医。疡医又分为肿疡、溃疡、金疡和折疡，而骨伤科就直接包含后两疡，同时前两疡（肿疡、溃疡）中如骨肿瘤和骨的慢性感染与骨伤科也是有关系的，看来古代的疡医主要是指骨伤科了。隋代太医署曾将骨伤科的治疗和教学任务一度归于按摩科中，并一直延续至唐代，说明骨伤科已首次升入太医院的教学殿堂。宋代分为九科，其中疮肿兼折疡和金镞兼书禁二科系属于骨伤科范畴。元代十三科有正骨兼金镞科。明代十一科中将接骨科改为正骨科，而除去金镞。清代分为正骨科和伤科。民国时期，南方称伤骨科，北方称骨伤科。新中国成立后，直至近十几年才统称为骨伤科。

筋伤是指由于各种暴力或慢性劳损等原因所造成筋的损伤。筋是人体组织的名称，《黄帝内经》说："诸筋者，皆属于节。"中医中筋的含义较广，包括骨关节周围的皮下组织、肌肉、肌腱、筋膜、关节囊、滑液囊、韧带、腱鞘、血管、周围神经、椎间盘纤维环、关节软骨等。隋代《诸病源候论》指出外伤可以伤筋，最严重的是筋绝，即筋断，导致"不得屈伸"的后果。唐代《外台秘要》列伤筋专目，与折骨、筋骨俱伤并列。明代《普济方》记载了治疗无创口筋断的手法。清代《医宗金鉴》对伤筋做出了较为系统的总结，如损伤肿痛消除后，筋急而转摇不甚便利，或筋纵而运动不甚自如时唯宜手法推拿，关节部位的骨折，用手法正骨的同时要筋骨并重、拔筋捺正等。筋伤的病因可分为两种因素。外因有二：一是暴力，直接暴力、间接暴力都可引起筋伤，如跌仆、碾轧、举重、扭捩等；另外，某一局部活动过度，也可引起劳损伤筋。二是风寒湿邪侵袭，筋脉拘挛。内因指体质、年龄、解剖生理等人体内部因素造成筋伤。筋伤的分类方法有多种，可按筋伤的程度和性质分类：①筋断裂伤。又可分成完全断裂和不完全断裂两种。②筋移位伤。筋的解剖位置发生变化，如筋出槽、筋出窝、筋翻等。③筋劳损伤。慢性积劳所致的筋粗、筋僵等。

骨伤科疾病是临床上的常见病之一，骨关节病变和以肌肉、筋膜等为主体的软组织病变是骨伤科疾病的重要组成部分。此类疾病多因急性或慢性损伤（疲劳、劳损和退变）导致骨、软组织和关节病变，产生一系列的临床症状和体征。骨伤与筋伤并重是骨伤科治疗的灵魂，《正骨心法要旨》是《医宗金鉴》中专论骨伤疾病的分册，由清代吴谦等编写而成。该书详细描述了正骨复位、牵引固定等手法，以及内服外用等处方，同时对骨伤系统疾病治疗“筋骨并重”的理论做出了重要贡献，结合当代骨伤的治疗理念的转变，可知中医伤科学的理论对骨与软组织的治疗有很强的指导作用，其贯穿在治疗到康复的整个过程中。

1. 在骨折复位的手法上需要“筋骨并重”

王宏坤强调《正骨心法要旨》在外治法、手法总论开卷篇指出：“夫手法者，谓以两手安置所伤之筋骨，使仍复于旧也。”其说明用手法治疗骨折不仅要使断骨复旧，而且骨折后所伤之筋也要复旧。对骨折的损伤类型不仅有“骨断、骨碎、截断、斜断”之分，伤筋之描述如“筋之弛、纵、卷、挛、翻、转、离、合”等也有详尽的区分，“虽在肉里，以手扪之，自悉其情，法之所施，使患者不知其苦，方称为手法也”。并且提出手法治疗筋骨伤的八法和无痛的要求，其中摸法即通过触摸的形式把诊法灵活地应用于损伤局部，摸、接、端、提法为骨折所设；按、摩、推、拿重在治伤筋，或骨未折断者，或骨节间微有错落不合缝者，但临证尚不局限于此，宜“视其虚实酌而用之”。治骨伤的同时要顾及理筋，将八法有机结合起来。如针对臑骨（肱骨）骨折说：“或坠车跌碎、或打断、或斜裂、或截断、或碎断，打断者有碎骨，跌断者无碎骨，壅肿疼痛，心神忙乱，遍体麻冷，皆用手法，循其上下前后之筋，令得调顺，摩按其受伤骨髓，令得平正。”其说明筋骨同治对促进骨折早期愈合，及早恢复患肢功能有十分重要的意义。

骨折应正确复位不忘理筋，对预防和治疗并发症关系甚重。如髃骨（肩胛骨）骨折时可出现并发症，“其气血皆壅聚于肘，肘肿如椎，其肿不能过腕，两手筋反胀，瘀血凝滞，如肿处痛如针刺不移者，其血必化而为脓，则腕掌皆凉，或麻木”，因此宜将“突出之骨向后推入合缝，再将伤筋向内拨转”，使骨复位，“则肘臂腕皆得复其位矣”，强调复位前理筋治疗的重要性。

临床上骨折的手法复位失败的病例绝大多数与理筋手法不妥有关，如软组织的骨折断端嵌顿等，有时肌腱的损伤没能及时发现和处理也导致了骨损伤后关节功能难以恢复。此外，对于骨折的复位也不宜反复进行，否则容易导致骨折周围软组织的二次损伤，如肱骨骨折反复手法复位易导致桡神经的损伤。正如书中所言“四末受伤，痛苦入心者，即或其人元气素壮，败血易于流散，可以克期而愈，手法亦不可乱施”。

2. 在骨折复位后固定时需要“筋骨并重”

《正骨心法要旨》中指出：“跌仆损伤，虽用手法调治，恐未尽得其宜，以致有治如未治之苦，则未可云医理之周详也。因身体上下、正侧之象，制器以正之，用辅手法之所不逮，以冀分者复合，欹者复正，高者就其平，陷者升其位，则危证可转于安，重伤可就于轻。再施以药饵之功，更示以调养之善，则正骨之道全矣。”王宏坤对此非常重视。

夹缚肢体，勿伤其筋。“夹缚”即固定，使骨稳定避免移位，为治骨折之要法。《正骨心法要旨》中用于固定的器具，有腰柱、裹帘、通木、杉篱、竹帘、抱膝器、披肩等。其中腰柱和通木对脊柱损伤固定的疗效可靠，与当代石膏及支具治疗脊柱骨折的原理有异曲同工之处。在骨折固定中，勿伤其筋为《正骨心法要旨》“筋骨并重”的又一特点。如治胫骨（胫腓骨总称）骨折，“直用手法，按筋正骨令复其位，贴万灵膏，以竹帘裹住，再以白布缠之”。如跗骨损伤，“先以手法轻轻搓摩，令其骨合筋舒，洗以海桐皮、八仙逍遥等汤，贴万灵膏，内服定痛之剂及健步虎潜丸、补筋丸”。器具的作用不仅能固定，还有复位活血等功效，是骨折治疗中重要的一环，否则难以维持复位，直接影响治疗。固定过紧容易导致血液循环不畅而致骨筋膜间室综合征等，过松无固定作用，骨折易移位而造成软组织的二次损害，需要松紧适当。

3. 在药物治疗、辨证论治上需要“筋骨并重”

王宏坤指出，药物治疗是中医骨伤科的优势和特色，在完成复位固定后，根据创伤的时间，结合骨折的部位进行辨证论治，外治筋骨，内治肝肾。《正骨心法要旨》非常精于用药，注意“专从论血，从肝论治”。在内治杂证中指出：“凡跌打损伤、坠堕之证，恶血留内，则不分何经，皆以肝为主。”伤筋动骨，必有败血凝滞，盖肝主血，故从其所属必归于肝，首当治肝调血，方用补筋丸或加减补筋丸。“此药专治跌仆闪、筋翻、筋挛、筋粗、筋聚骨错、血脉壅滞、宜肿青紫疼痛等证”，实为“以通为补”，使肝得条达，筋骨疏通，瘀去骨接。若“肝经血滞，用四物汤加柴胡、山栀、桃仁、红花；肝经血伤，用加味逍遥散”。充分认识到软组织血供对骨折愈合的影响。

筋骨相连，骨折筋损。《正骨心法要旨》非常重视外伤与内损、局部与整体的关系，认为必须“更察其所伤上下轻重浅深之异，经络气血多少之殊”。指出骨折可内动于肾，致肾生髓不足，难以养骨，使骨折愈合缓慢。筋骨相连，骨折也必伤筋。筋伤内动于肝，肝血不充，血不养筋，筋病难愈。筋损束骨无力，亦影响骨之愈合。如此则断骨不易接续，关节活动不易恢复。可见治疗骨折，“筋骨并重”是重要环节，亦是治骨折不愈合之要法。

现代创伤的评估已经从以往单纯的骨折程度评估转移到骨与软组织共同评估上来，这样对骨折的预后和制订治疗方案均有着非常重要的指导意义，整个治疗的周期中要时刻注意对软组织的保护和血供的观察。如皮瓣手术后运用丹参等活血化瘀药治疗以改善微循环，为骨折的愈合提供了良好的营养和环境，就是很好的例证。其次损伤控制理论的提出也是基于患者全身情况的考虑，而不是只注重局部损伤的处理，与祖国医学的整体观不谋而合。

肝主筋，一身之筋依赖肝血的滋养，而人体之活动，只有肝血充盈，才能“淫气于筋”，使筋有所养，筋壮才能“束骨利机关”。肾主骨，《黄帝内经》曰：“肾生骨髓……在体为骨”，“肾者……其充在骨”，“肾藏精”，精生髓，髓养骨。骨精的充盈与否能影响骨的生长、发育、壮健及损伤的修复再生。故张景岳说：“盖肾为精血之海、五脏之本。”《正骨心法要旨》宗《黄帝内经》之论，在《击仆损伤应刺诸穴经义》条引《素问·缪刺论》条文后注曰：“如上伤厥阴肝经之脉，下伤少阴肾经之络，当刺内踝之下，然谷之前，有血脉令出血者，盖以此属少阴之别络，而交通乎厥阴也。”其说明跌仆损伤后首当祛瘀，兼顾肝肾。

王宏坤从现代临床和基础研究认为骨的生长发育均与肝、肾密切相关，如骨的代谢，成骨细胞、破骨细胞作用的发挥均与甲状腺、肝脏、肾脏密切相关联。治疗骨伤科疾患，应建立“筋骨整体观”的指导思想，不应单纯坚持骨关节主导论的倾向。临诊时，针对骨伤疾病病理变化的认识，过于强调骨质增生、关节软骨面破坏及脊柱椎间盘退变在疾病发病过程中的作用，忽视肌肉、韧带、肌腱和筋膜损伤在疾病发展过程中的作用；重影像学检查，轻体征检查；过于强调骨结构变化，对因软组织病变造成改变认识不足；治疗时只注重骨的作用，对软组织的治疗认识不足都是不可取的。强调全身治疗的整体观及软组织血供对骨折愈合的影响，而非局部治疗的局限观点。只有注重骨伤与筋伤的治疗，这样才能取得更好的疗效。因此“筋骨并重”的理念是贯穿中医骨伤科治疗始终的灵魂。

第七节 用药经验

伤科即跌打损伤之意，伤科用药和其他科不尽相同，但其同样是遵循四诊八纲、辨证施治的原则。伤科用药一般不外三法，即初期宜破瘀血、中期宜和血、末期补气血为总原则。但病有新旧之分，体有强弱之异，故新病宜破瘀大剂猛剂，后病势稍缓宜宽猛相济，陈久者宜宽治缓治，用药平和。总之少壮新病宜攻，老弱久病宜补，唯伤症多是脉筋骨受伤、气滞血瘀、经络不通、肿胀疼痛，故用药以通利为主。经路畅通，脏腑中和，百病则无。

李东垣云："伤症专从血论，但须分其有瘀血停积，而亡血过多之症，盖打仆坠堕，皮不破而肉损者，必有瘀血；若金刃伤皮出血，或至亡血过多，二者不可同法而治，有瘀血者宜攻利之，若亡血者兼补而行之。查其伤者有上、下、轻、重、深、浅之异，经筋气血多少之殊，故宜先逐瘀血、止疼痛，通经活血止痛，然后调气活血，补益脾胃气，无不效甚也。"《黄帝内经》云："从高巅仆，内有瘀血，腹部胀满，其脉坚强者生，弱小者死。"《脉经》云："若寸脉浮微而涪然当亡血，若汗出，其身有疮，被刀斧所伤。"凡跌打损伤，虽为不内不外因，但可与内因（七情）、外因（六淫）结合演变。跌打损伤一般有内伤、外伤之分，但与内科内伤不同，在治疗时各有不同及特殊的方法，故伤科除用手法治疗外，内服中药更为重要。外科用药专从血论，但必须辨其瘀血或出血而施治。血之所伤气亦伤，随之发生病变。"血为气之母，气为血之帅"，岂有血瘀而气不病者，故血瘀气必滞，气滞血必瘀，而使经脉络脉不通，故见疼痛、肿胀，痛则不通、通则不痛是故，骨伤之治，既须治血，亦须治气。

王宏神教授长期从事骨伤科疾病的治疗，对于骨伤科的用药总结出三法，集中概况为破、和、补三法，具体阐述如下：

1. 破法（初期）

初期破瘀血，行气止痛。初期患者昏迷气绝，此时不可推拿、按扶、盘坐，恐惊乱，使元气走散，只宜就地平卧或侧卧躯肢，针刺人中（水沟穴），待患者有呻吟声，急灌苏合香油15g；若出血过多或元气素弱之人应先给橘术四物汤（当归、川芎、白芍、生地黄各6g，陈皮、红花、白术各3g，桃仁10g）加穿山甲。关节疼痛加羌活、独活、制乳香、制没药；若口渴、心烦乱、脉微细弱加生脉饮（人参、麦冬、五味子）。若昏迷多汗，先用独参汤服之，次用当归补血汤（当归、川芎、熟地黄、白芍、防风、连翘、羌活、独活、制乳没、白芷、杜仲、续断、生地黄）。

瘀血在上焦则呼吸迫促，咳嗽胸痛、呕吐或痰带血者，宜犀角地黄汤（犀角、生地黄、牡丹皮、芍药各等份）。若痰涎壅盛，此为瘀血化为痰涎而致，急用茯苓丸（茯苓、半夏、枳壳、芒硝，加红花、桃仁、葛根、枳壳、甘草、紫苏、生姜），或用苏子降气汤（紫苏子、半夏、枳壳、前胡、厚朴、甘草、陈皮）。瘀血在中焦，则腹痛胀满，按之疼痛，大便不通，不思饮食或干呕，发热恶寒，脉实大有利，舌苔黄厚，烦躁不安，宜用：①桃仁承气汤（大黄、芒硝、桃仁、桂枝、甘草）；②加味活血舒肝汤（当归、赤芍、黄芩、柴胡、大黄、枳壳、厚朴、大白、桃仁、红花、甘草）；③消瘀血汤（羌活、独活、连翘、桂枝、枳壳、当归、赤芍、黄芩、栀子、川芎、桃仁、红花、大枣、生姜）；大便已解，腹部仍胀而不满，不思饮食，此为气闭也，宜用复元通气散（青皮、木香、茴香、山楂、陈皮、白芷、甘草、贝母）、何首乌散（当归、赤芍、川芎、何首乌、白芷、香附、羌活、独活、肉桂、薄荷、生地黄、紫苏）。瘀在下焦，腹部胀满疼痛，少腹坚硬，大便秘结，发热汗出，脉沉实大而有力，舌苔黄厚有时见黑苔，甚至有芒刺，宜服用抵当汤〔水蛭、桃仁、虻虫（30个去翅足）、酒大黄〕或加味承气汤（柴胡、当归、赤芍、黄芩、枳壳、厚朴、桃仁、槟榔、苏木、芒硝、火麻仁、大黄、川芎、红花、陈皮）；若下后仍微胀，食饮欠佳，小便不利，可服何首乌散，病甚加没药、乳香。

总之，初期用药原则是瘀则当破，亡血补而行之，但因气血互根，必于血药中加气药方可加速病愈。

2. 和法（中期）

初期瘀祛气通，病情逐渐康复，但也会有后遗症，如肝旺遗精，或并发谵语，或伤处仍有青肿不消，或瘀血泛注，当服中药解之。肝旺则夜梦惊悸，恐则伤肾而患遗精，宜服龙胆泻肝汤化裁方（柴胡、龙胆草、泽泻、车前子、山茱萸、熟地黄、茯苓、牡丹皮、知母、泽泻、黄柏）以泻肝火。瘀血不尽流至于胃，则可发谵语，除胃热症状外，闭目即将平日之事信口说出，宜服黄茯辰砂汤（大黄、砂仁、茯苓、金箔、辰砂、生白扁豆、木瓜、木香、木茴、姜黄连）。若汗出亡血，肝旺而谵语，身热眼瞪，心神不安，宜服小柴胡汤化裁方（柴胡、黄芩、姜半夏、人参、附子、干姜、川椒目、甘草）。若伤处局部肿胀，多为实肿，瘀血流注筋肉之间，凝结肿胀发硬，局部发热或热毒瘀结，则发水疱，宜服加味仙方活命饮（柴胡、穿山甲、防风、贝母、天花粉、金银花、乳香、没药、红花、陈皮、甘草）或服丹栀逍遥散。湿盛加玉米须、白扁豆、苍术；热盛加黄芩、黄连、蒲公英、紫花地丁；气虚加黄芪、党参。肿胀微消可继服橘术四物汤（当归、白芍、生地黄、川芎、陈皮、白术、桃仁、红花）。

总之，中期用药原则应以活解为主，兼以消肿止痛。

3. 补法（末期）

骨伤后期多气血亏损，营卫不和，并且易因内因或外因发生气血合病。因身体强弱不同，受伤轻重之别，而重以和营卫，补气血，健脾补肾，温经通络，通利关节为主，结合其他病变，据四诊八纲辨证施治。伤后不愈，四肢酸软无力，宜服十全大补汤加龙骨、牡蛎、枳实，以补气血，培精固肾则筋骨自强（十全大补汤：当归、川芎、白芍、熟地黄、人参、白术、肉桂、甘草、生姜）。阴虚火旺者服知柏地黄丸；身体亏虚、肾不摄精服六味地黄汤加川续断、杜仲、龙骨、牡蛎、巴戟天、枳实；或十全大补汤加龙骨、牡蛎、杜仲。局部肿胀未消尽者服益气养营汤（人参、黄芪、川芎、当归、白芍、生地黄、香附、贝母、茯苓、陈皮、柴胡、白术、桔梗）。伤后活动（功能锻炼时）肿胀加重者，有虚实之分。虚肿，用指按压塌坑不起者为虚，朝轻暮重，宜先服加味补中益气汤（狗脊、五加皮、黄芪、虎骨、骨碎补、续断、毛栗子），继服十全大补汤。肿肢圆粗，按之硬如皮革不塌坑，为实证，宜服逍遥散（柴胡、白术、茯苓、甘草、当归、白芍、薄荷叶、煨姜）或橘术四物汤（当归、白芍、川芎、生地、白术、红花、甘草、桃仁）。关节疼痛者加羌活、独活；痛不止加乳香、没药。若肿而湿重，必自觉沉困不适，色青红白，局部温度减低，皮肤冷汗，宜服加味附子理中汤（党参、附子、干姜、炙甘草、川断、川芎、白术、杜仲、牛膝）或加桂附理中汤加桂枝。伤后四肢酸软困乏无力，肌肉渐消，此为脾肾大亏，宜服补肾壮筋汤（当归、熟地黄、牛膝、山茱萸、茯苓、杜仲、白芍、五加皮、青皮）或健步虎潜丸（龟胶珠、鹿角胶珠、虎胫骨、蒸何首乌、牛膝、杜仲、锁阳、威灵仙、当归、盐黄柏、人参、羌活、白芍、白术、熟地黄、制附子，共研细末炼蜜为丸）。

凡关节僵硬，分气滞或血凝，除内服外洗，以及舒筋活血，温通经络，通利关节外，还需用手法按摩治疗。若瘀血已去，气血双亏，肢体关节肿胀不消者则为血虚气滞，宜服和营养卫汤（人参、黄芪、白术、当归、防风、茯苓、桂枝、陈皮、甘草）加柴胡。病在上肢，加威灵仙、钩藤；病在下肢加川牛膝、木瓜、秦艽、大力草。若下肢发凉或麻木，此为寒气乘血虚而阻滞经络，宜服麻桂温经汤。若肢体损伤，肿胀已消，瘀血已去，但皮色发暗、肢体沉困、关节僵硬，此为气滞，宜服何首乌散、舒筋活血汤（羌活、黄芪、防风、荆芥、独活、当归、川续断、五加皮、青皮、牛膝、杜仲、红花、枳壳）或乌药顺气汤（乌药、白术、白芷、青皮、人参、茯苓、陈皮、甘草），病在上肢加威灵仙、香附、钩藤；病在下肢加独活、姜黄、牛膝。末期均为气滞血凝或气血双亏，对于关节僵硬，若只用活血行气通利关节方药，关节虽通，但气血亏损不足，病也难以康复，必补气去滞，若单纯重补气血，则愈补愈滞。故应通中兼补，辨证施治。

总之，末期用药当以补益肝肾、养血通络为主。

第八节　固定与锻炼

骨伤科疾病的治疗，王宏坤老师非常重视“动静结合”的原则。为了维持损伤整复后的良好位置，防止骨折、脱位再移位，保证损伤组织正常愈合，在复位后必须予以固定。固定是治疗损伤的一项重要措施。目前常用的固定方法有外固定和内固定两类。外固定有夹板、石膏、绷带、牵引、支架等；内固定有接骨钢板、螺丝钉、髓内钉、三翼钉、钢丝等。良好的固定方法具有以下标准：①能达到良好的固定作用，对被固定肢体周围软组织无损伤，保持伤处正常血运，不影响正常的愈合。②能有效固定骨折，消除不利于骨折愈合的旋转、剪切和成角外力，使骨折端相对稳定，为骨折愈合创造有利的条件。③对伤肢关节约束小，有利早期功能活动。④对骨折整复后的残留移位有矫正作用。

一、外固定

外固定是指损伤后用于体外的一种固定方法。目前常用的外固定方法有：夹板固定、石膏固定、牵引固定和外固定器固定等。王宏坤在治疗骨折疾患时擅长应用小夹板固定，讲究“动静结合”，临床上取得了满意的疗效。

（一）夹板固定的作用

骨折复位后选用不同的材料，如柳木板、竹板、杉树皮、纸板等，根据肢体的形态加以塑形，形成适用于各部位的夹板，并用系带扎缚，以固定垫配合保持复位后的位置，这种固定方法称为夹板固定。夹板固定是从肢体功能出发，通过扎带对夹板的约束力，固定垫对骨折端防止或矫正成角畸形和侧方移位的效应力，并充分利用肢体肌肉的收缩活动时所产生的内在动力，克服移位因素，使骨折端复位后保持稳定。因此，夹板固定是治疗骨折的良好固定方法。

（二）夹板固定的适应证和禁忌证

1. 适应证

①四肢闭合性骨折（包括关节内及近关节内经手法整复成功者）。肱骨干骨折因肌肉收缩力强，必须配合持续牵引。②四肢开放性骨折，创面较小或经处理闭合伤口者。③陈旧性四肢骨折运用手法整复者。

2. 禁忌证

①较严重的开放骨折。②难以整复的关节内骨折。③难以固定的骨折，如髌骨、股骨颈、骨盆骨折等。④肿胀严重伴有水疱者。⑤伤肢远端脉搏微弱，末梢血液循环较差，或伴有动脉、静脉损伤者。

（三）夹板固定后注意事项

王宏坤在临床实践中，非常重视夹板的固定，对于手法正骨后夹板固定的患者，反复交代固定后注意事项，主要有以下几方面：

（1）抬高患肢，以利于肿胀消退。

（2）密切观察伤肢的血运情况，特别是固定后3~4天更应注意观察肢端皮肤颜色、温度、感觉及肿胀程度。如发现肢端肿胀、疼痛、温度下降、颜色紫暗、麻木、伸屈活动障碍并伴剧痛者，应及时处理。

（3）注意询问骨骼突出处有无灼痛感，如患者持续疼痛，则应解除夹板进行检查，以防止压迫性溃疡发生。

（4）注意经常调节扎带的松紧度，一般在4日内，因复位继发性损伤、局部损伤性炎症反应、夹板固定后静脉回流受阻，组织间隙内压有上升的趋势，可适当放松扎带。以后组织间隙内压下降，血循环改善，扎带松弛时应及时调整扎带的松紧度，保持1cm的正常的移动度。

（5）定期进行X线检查，了解骨折是否再发生移位，特别是在2周以内要经常检查，如有移位及时处理。

（6）指导患者进行合理的功能锻炼，王宏坤十分重视夹板固定后的功能锻炼，认为动静结合，可以促进局部血液循环，防止伤肢肌肉萎缩，促进骨折愈合，从而更利于患者的恢复。

二、骨伤疼痛疾病锻炼方法

王宏坤十分重视伤科疾病功能锻炼，他认为良好的功能锻炼是骨伤疾病恢复的重要保障。

（一）卧床患者的姿势练习

患者应仰卧在坚实的、无下陷的垫子上，背部过伸，开始时可在背部放一小枕头，头下不应放枕头，如有可能，双手放在头或颈的下面，以帮助肋骨生长，并使背部脊柱放平。维持这样的位置30分钟。然后患者改为仰卧位，在胸腹部放一枕头，可减少重力对器官造成的影响，维持15~30分钟。仰卧和俯卧交替进行一个周期。这种姿势练习，可达到生理性放松，使横隔升高，促进腹部血液循环，增加呼吸运动的幅度及肺活量。

（二）全身各部位及关节活动方法

1. 颈和肩

（1）颈部过伸：双手手指交叉放在头后，肘关节在前，双手牵拉颈部向前，颈部用力向后回到开始位置。

（2）头向后抵住床，双肩、胸部离开床，保持5秒。

（3）头部过伸，头轮流转向双肩，使胸锁乳突肌紧张。

（4）头平放在床上，双手手指交叉放在头后，用力使双臂向前，使前臂与头部侧面接触。

（5）双臂伸开，与身体成直角，手掌向上，让指尖触及双肩，然后回到开始位置，可重复数次。

（6）手臂伸向身体前面，手掌向外，放下到床上，重复数次。

（7）手臂放在身体两侧，手掌向着大腿，上举到头上，使拇指触及床单。

（8）钟摆练习：立位。屈曲背部，让手臂自然下垂，并尽可能伸向肘部。先向前、向后摆动，慢慢摆动停下来，再向外、向内摆动。最后顺时针方向旋转，画大圆圈。

（9）爬墙练习：立位，面向墙，身体距墙一手臂远，用手指爬墙，身体逐渐向上移动，并伸展肩再侧身向墙，用手指爬墙，伸展肩。对侧臂重复以上动作。

2. 前臂和双手

（1）前臂和身体成直角，敏捷地旋前和旋后。旋转时，保持腕和手指在伸直位并紧。

（2）前臂放在床上，手置于床沿，手掌向下（或向上），保持手指在伸直位。做如下几个动作：腕先背伸，再屈曲，重复数次。先握拳，然后尽可能伸直各指。内收和外展腕。各指靠拢，然后散开。

（3）手指互相抵抗，双腕关节背伸，做拜佛状，保持5~10分钟。

3. 胸腹部

深呼吸，胸部尽可能长时间保持在充分吸气位，并收缩腹肌；呼气时，对抗紧张腹肌。强直性脊柱炎患者进行锻炼时，无论是仰卧位或是俯卧位，可在胸部或背部放一小枕。

（1）交替做与呼吸无关的腹部鼓起与收缩，腹部收缩时，下背部应贴床。

（2）屈膝，足平放在床上，抬头和胸，使离开床，但下背部放平。

4. 髋和膝

（1）仰卧位，足跟相距40cm，大腿内旋，使踇趾相互接触，然后使大腿外旋。

（2）仰卧位，一腿抬高，与身体成直角，慢慢放下，两腿交替。

（3）仰卧位，屈大腿，然后提起，与身体成直角，伸直小腿与大腿成直线，慢慢放下。

（4）仰卧位，膝伸直，足跟离床10cm，腿移向外侧，再移向内侧，与另一腿交叉成剪刀样。

（5）仰卧位，腿伸直，大腿肌肉收缩（并紧）、放松、重复。

（6）俯卧位，伸膝抬腿，慢慢放下。

（7）俯卧位，弯曲小腿，将足跟触及臀部。

5. 踝和足

（1）仰卧位，屈踝和伸踝。在做这个动作时，足趾同时向上和向下屈曲。踝旋内，然后外旋保持踝内翻或外翻5~10秒，最后旋转踝画圆圈，足趾向上或向下屈曲。

（2）牵伸肌腱：站在离墙45cm处，使足在地板上放平（足跟不能离地），挺胸向前靠墙，维持5~10秒。

6. 腰背部

（1）“燕飞式”锻炼：锻炼时俯卧床上，去枕，双手背后，用力挺胸抬头，使头和胸离开床面，同时膝关节伸直，大腿用力向后离开床面，持续3~5秒，然后肌肉放松休息3~5秒为一个周期，这种方法俗称“燕飞”或“小燕飞”。

（2）“五点支撑法”锻炼：仰卧在床上，去枕屈膝，双肘部及背部顶住床，腹部及臀部向上抬起，依靠双肩、双肘部和双脚这五点支撑起整个身体的重量，持续3～5秒；然后腰部肌肉放松，放下臀部休息3～5秒为一个周期。

合理的功能锻炼对于疾病的康复起着重要的作用，王宏坤在临床实践中经常强调功能锻炼的重要性。

第九节 手法精要

王宏坤自幼习医，从事骨伤科临床工作40年，治验颇丰。擅长骨伤杂病的辨证论治，非常注重手法整复，往往手到病除，对各种手法的运用，不仅熟练，且有其独到之处。

1. 手摸心会，掌握病情

王宏坤对《医宗金鉴》“手摸心会”的理论推崇备至。他认为，骨伤科疾病病种繁杂，损伤程度、性质、部位有别。在治疗前除一般的望、闻、问、切之外，必须对损伤部位做细致的摸诊，以便于全面掌握病情。临证时，总是反复触摸病变部位，用手来感知损伤的细微差别，以分清损伤的性质、程度、移位情况，以及有无肿块、条索、结节等，并仔细观察患者对触摸按压的反应，询问检查时患者的特殊感觉，由此来确定病源所在，分清主次关系，制定手法治疗方案。正如《四诊抉微·问诊》所云：“使其受病本末，胸中洞然，而后或攻或补，何愁不中乎。”

2. 辨证施治，稳巧灵活

《医宗金鉴·正骨心法要旨》云：“一推一拿，视其虚实酌而用之，则有宣通补泻之法，所以患者无不愈也。”“必素知其体相，识其部位，一旦临证，机触于外，巧生于内，手随心转，法从手出。”王宏坤运用手法，讲究辨证施法，往往因病而异，因人而异，针对不同的病情、体质，选择的手法也不尽相同，且多以简单轻灵的手法达到矫偏纠错的目的。如在治疗软组织损伤、痉挛等症状时，王宏坤常强调用沉稳持久、缓和有力的按摩、弹拨手法，来达到解除痉挛、缓解疼痛的目的。对骨伤脱位，则强调手法要稳巧灵活而不生硬。根据病损的变异情况，选择复位的途径和方法，以“四两拨千斤”的巧力和严谨准确的动作，达到复位目的。治疗颈肩腰腿痛等痹证，则手法宜由轻渐重，由浅入深，随病情深浅、部位的不同，随时变换不同的手法，法随手出，简捷自然，灵活有序。王宏坤认为，手法治疗一忌盲目施法，无的放矢；二忌蛮力粗暴，强拉硬扳，造成新的损伤。

3. 随证取穴，通经补泻

《灵枢·本脏》云：“经脉者，所以行气血而营阴阳，濡筋骨利关节者也。”骨伤诸证多与经络受阻，气血运行不畅有关。王宏坤认为，人体气血、阴阳的平衡失调，可以通过经络反映于体表的某些部位；外界的风寒湿邪侵袭人体，可以在某些局部形成病变，同时也可通过经络影响内在的脏腑功能，而按摩点穴疗法既可通过通经活络，调整阴阳气血以达到对整体的治疗作用，又可通过局部的治疗，使患处的痉挛、粘连得以松解。因此，王宏坤临床上非常重视疏通经络，把点穴作为按摩推拿的一个重要环节，将循经取穴、患部周围取穴和以痛为俞的取穴方法相互结合，要求取穴要精，选穴要准，点穴要透，补泻要明。认为顺经为补，逆经为泻；顺转为补，逆转为泻；点穴方向向心为补，离心为泻；刺激强度缓摩轻揉为补，急摩重按为泻。如对颈椎病急性期颈部活动受限者，可重点天宗，逆推夹脊，反揉风池，急拿肩井；病久体弱之人，则应缓揉颈后及夹脊，轻点风池与天宗，缓拿肩井，并选配合谷、三里等强壮穴，以鼓舞正气，驱邪外出。

4. 筋骨并重，矫偏纠错

王宏坤认为，筋主束骨而利关节，骨之功能离不开筋之运动，无论是骨折、脱位等急性损伤，还是退变、劳损等慢性损伤，多先伤其筋而后伤其骨。手法所施，不外筋骨皮肉，施治目的除舒筋活络之外，还应使筋骨复常，就是对骨错缝、筋出槽、组织粘连等解剖位置异常而影响功能者，施以特殊手法，使之复位，恢复功能。如胸椎小关节错位，采用俯卧位，双手逆向推按的复位手法；颈椎扭伤，采用颈部旋转法；腰椎关节错位，采用侧卧斜扳法；腰椎关节错位，采用坐位转腰法；骶髂关节错位，采用过伸扳法；肱二头长头肌腱滑脱，采用旋臂推按法。这些复位手法配合理筋、弹筋等手法，常能使患者的痛苦迅速得到解除。

5. **放松精神，医患配合**

手法治疗时医生与患者的精神状态是王宏坤临床上强调的又一个重要方面。他要求医生首先要放松自己，调匀呼吸，仪态端庄，谐和自然；切不可闭气屏息，急于求成，最忌不顾患者痛苦，强力施治。患者治疗前每因紧张、疼痛刺激或对施治方法缺乏了解而产生恐惧，以致肌肉痉挛，姿势僵硬，在此状态下进行治疗，不仅不易成功，且易造成损伤。因此，消除患者的紧张心理，避免其不自觉地对抗治疗就显得十分重要。对于因痛甚不能配合者，适当给予点穴止痛，以改变其被动或强迫状态体位，为治疗创造条件。对于紧张、恐惧的患者，可采用转移注意力的方法，如问答法、呼吸法，在分散患者注意力的同时，轻灵施法，临床上每用每效，很受患者好评。

6. **结语**

王宏坤对手法治疗十分认真，具有自己的一整套治疗方法和独到见解。治疗作风简捷、利落，又恰到好处，这与观察细致、诊断明确、技法娴熟分不开。更重要的是王宏坤将中医辨证施治的思想和现代解剖学理论相结合，将手法施治的技巧性和目的性紧密结合，理论上更加充实、严谨，使手法按摩这一古老技术焕发了青春。

第二章　临床治疗

第一节　寰椎关节错缝

1. 病机特点

颈部不适或疼痛，头晕或头痛或头闷胀或头懵，严重者可伴有恶心、烦躁、心慌、出汗。

2. 检查方法

（1）摸诊检查（对颈部不适而表现以头颅症状为主者）：王宏坤首先用摸诊法检查其上颈段，在$C_{1、2}$处可触及一侧或两侧有不对称性硬结，压痛明显。

（2）X线检查：颈椎正侧位、张口位片显示：颈椎序列欠佳，曲度变直，环齿关节间隙不对称。

（3）年龄较大患者应排除颅内病变和胃肠、心脏病变。

3. 治疗方法

本病治疗，主要的手法包括按摩点穴、关节复位、中药内服。

（1）按摩点穴：点按推摩风池、风府、百劳、肩井、天宗。

（2）关节复位：一手托下颌，另一手拇指推偏移的寰椎棘突，向中线方向，来回转动数下，感到患者完全放松且无对抗时，双手反向轻微加力，即可听到关节复位弹响声，无骨性异常，表示复位成功。

（3）中药内服：本病发生多颈部僵痛、恶心、烦躁等表现，王宏坤认为属气机不调，经络受阻。

处方：制半夏10g，生姜10g，葛根15g，炙麻黄6g，桂枝9g，生桑白皮9g，炙甘草6g。

4. **锻炼方法**

嘱患者做最大限度的屈颈、仰头、左右后转锻炼。

5. **典型病例**

例1：王××，女，53岁，颈部疼痛，头痛头晕、头懵、倦怠、乏力、心胸烦闷、心悸、出汗2年，血压忽高忽低，至神经内科、心内科求治，经心电图、头颅MRI检查未发现异常。针灸、推拿、颈牵、理疗、中西药治疗效果欠佳，工作效率不高，睡眠质量差，于2014年3月来诊，摄颈椎X线正侧位、张口位片，显示：环椎两侧不对称，查颈部肌肉僵硬，C_2棘突左偏，局部压痛，下颈段压痛，无放射，臂丛（-），霍氏征（-），舌淡红，苔白稍厚，脉滑数。颈部推拿、点穴、复位后，头痛、头晕即消失，予中药7剂内服，以桂枝汤加川芎15g、钩藤30g、石菖蒲15g、夜交藤30g。

二诊自述：偶感头懵、心慌，血压仍不稳，给予颈部点穴按摩，上方加生龙牡各30g、郁金15g，7剂。

例2：杨××，女，20岁，学生，自觉头懵、头枕部闷胀、心悸、视昏、烦躁、记忆力减退、睡眠欠佳，曾经在外院做头颅MRI、颈椎X线正侧位和左右斜位，经颅多普勒、心电图等检查，均未发现异常，于2010年5月来诊，临床摸诊，上颈段左侧有硬结，压痛明显，臂丛（-），霍氏征（-），加摄颈椎X线张口位片，显示寰椎关节左右间隙不对称，诊断：寰椎骨错缝。给予颈部点穴按摩后，关节错缝处予以正骨复位，诸症立消，自觉神清目明，头部闷胀消失。

第二节　颈椎病变

一、颈椎病

1. 概述

颈椎病又称为颈椎病综合征，是指颈椎及其附属结构发生退行等一系列临床症状、体征，相当于中医学“痹证”“痿证”“颈肩痛”“眩晕”等范畴。国家中医药管理局“十一五”重点专科骨伤协作组将其命名为“项痹病”。

2. 病因病机

随着年龄的增长，颈椎间盘发生退行性变、脱水，纤维环弹力减退，椎间隙变窄，周围韧带松弛，椎体失稳而位移，椎体边缘骨质增生，黄韧带肥厚、变性，钩椎关节增生及关节突关节的继发性改变等。这些结构变化，均可使颈椎椎管或椎间孔变形狭窄，直接刺激、压迫脊神经根，以及脊髓、椎动脉和交感神经等，从引起相应的临床症状。或颈部外伤、劳损或风寒湿邪侵袭，使颈椎间盘组织及骨与关节逐渐发生退行性变。其病变机制主要有以下几点。

（1）椎间盘变性：由于急性创伤或慢性劳损，而致颈椎间盘发生退行性变。

1）髓核脱水：颈椎间盘纤维网和黏液基质逐渐为纤维组织和软骨细胞所代替，最后成为一个纤维软骨性实体而导致椎间盘变薄。这种变化，50岁以后则更为明显。

2）纤维环变性：纤维环20岁以后停止发育，开始发生纤维变粗和透明变性，弹性减弱，而易于破裂。裂缝一般发生在纤维环的后外侧，髓核内容物可从裂缝向外突出。

3）软骨板变性、变薄：由于劳损、软骨板损伤或缺损使体液营养物质减少，促使纤维环及髓核的变性。随年龄增大，变性扩展，破裂广泛出现，修复也同时进行。椎间盘缓慢地纤维化，亦相对增加了颈椎的稳定性。

（2）椎体骨刺形成：由于颈椎间盘变性和颈椎间隙变窄，使颈椎体周围韧带松弛，椎体间活动度增大，颈椎的稳定性降低，增加了创伤的机会。四周膨隆的椎间盘组织推挤周围的骨膜与韧带（前纵韧带、后纵韧带），使之受到张力的牵拉即可形成骨刺，加之病变间隙稳定性差，韧带、骨膜所受到的张力必然加大，骨刺更容易形成。

（3）关节突及其他附件的改变：由于椎间盘脱水变薄，附近的组织如小关节囊、棘上韧带（项韧带）、前后纵切带、黄韧带均有相应改变。特别是黄韧带肥厚，临床上经常可见。

（4）脊神经根或脊髓受压：脊神经根或可由于受到颈椎及椎间盘前（后）外侧突出物的挤压，可发生炎症、变性，以及血运障碍引起不同程度的病理变化。颈段脊髓侧柱接近前角灰质处有交感神经细胞，这种交感神经细胞可与前角细胞功能相似，若颈椎病理改变刺激脊神经，可以产生与刺激交感神经相同的症状和体征。

（5）血液循环改变：椎动脉从颈后动脉的后上方上升，经颈椎横突孔向上进入颅腔，组成基底动脉。常受颈椎病病理改变如骨刺、椎间盘病变、动脉硬化，特别是骨刺的影响而引起同侧椎–基底动脉供血不足。此外，当颈椎间盘发生变性后，颈椎长度缩短而椎动脉则相对地变长。当椎动脉本身畸形或有动脉硬化时，无论是颈部活动对它的牵拉，还是血流冲击作用，均可使之变长，产生折叠或扭曲而影响血液循环，正常情况下，转头时虽可使一侧椎动脉的血运减少，但另一侧椎动脉可以代偿，故不出现症状。在病理改变的情况下，因转头过猛或颈部挥鞭样损伤，或因拔牙、全身麻醉插管等均可使椎动脉血液循环受到影响而产生椎动脉型颈椎病症状。

3. 诊断

诊断颈椎病应根据临床症状、体征、影像学检查等，进行综合分析，加以判断。

（1）临床表现：颈椎病可分为6个证型，即颈型、神经根型、脊髓型、椎动脉型、交感神经型、混合型。

1）颈型：颈型颈椎病突出表现是颈项疼痛或枕颈部痛，呈持续的酸痛或刺痛性质，头颈部活动时加剧。其部位多较深而弥散。疼痛常伴有颈部僵硬感；某些慢性病程者，尚可有头部转动时发出异常响声。体检时可见头部向患侧倾斜，颈肌紧张及活动受限。患部常有一些明显的压痛点，如肌腱附着点、筋膜、韧带及颈椎棘突等。一般无神经功能障碍的表现。X线片可见颈椎生理弧度在病变节段改变，颈椎骨质增生。

2）神经根型：本型较常见，在各型中约占60%。多见于30~40岁，一般有颈部外伤史，无明显外伤史而起病缓慢者多与长期低头或伏案工作有关。主要表现为颈痛伴上肢放射痛，疼痛为酸痛、钝痛或灼痛，伴有针刺样、刀割样或电击样痛。重者为阵发性剧痛，影响工作和睡眠。颈后伸或咳嗽、打喷嚏、大便时疼痛加重，受压神经根皮肤节段分布区感觉减弱，有麻木或虫爬等异样感觉，上肢沉重无力、握力减退或持物易坠落。麻木和疼痛部位往往相同，多出现在手指、前臂和肩。

检查可见颈部强直，活动受限。严重病例甚至头部处于强迫位置，如向前向健侧轻屈等。病变颈椎棘突、横突下方和患侧肩胛骨内上角、胸大肌区常有压痛、放射痛。上肢及手指的感觉减退，可有肌肉萎缩。腱反射异常，肌力减退。臂丛神经牵拉试验、椎间孔压缩试验、头顶叩击试验阳性。肱二头肌和肱三头肌腱反射减退甚至消失。

颈椎X线检查显示：颈椎生理曲度改变，如生理曲度减小、变直或反弓，椎体增生，钩椎关节增生明显，椎间隙变窄，椎间孔变小，项韧带钙化。CT可见椎体后赘生物及神经根管变窄。

鉴别诊断：凡有颈、肩、上肢痛并有颈脊神经体征者均应进行鉴别诊断，如有无颈部扭伤、颈肩肌筋膜炎、肩周炎、网球肘、膈肌刺激症、腕管综合征等。有些疾病通过X线摄片检查即可鉴别，如颈椎结核、颈椎骨髓炎、颈椎肿瘤、肩周炎和颈椎骨折、脱臼等。此外，还应与风湿痛、胸廓出口综合征、锁骨上肿瘤、进行性脊髓性肌萎缩、心绞痛等鉴别。

3）脊髓型：本型占颈椎病的10%~15%，多为中、老年人。由于颈椎退行性变、颈椎间盘突向椎管压迫脊髓，或因椎体后方的骨刺，关节突关节增生、黄韧带肥厚或钙化，甚至椎板增厚等，致使椎管狭窄压迫脊髓或影响脊髓的血液循环而发病。起病常呈慢性经过，但有时亦可急性发生。主要表现为早期下肢发紧、无力、颤抖、打软腿、步态不稳、易绊倒，或有麻木，如履沙滩或有踩棉花样感觉，胸部束带感，晚期一侧下肢或四肢瘫痪，二便失禁或尿潴留。受压脊髓节段以下感觉障碍。

检查可见颈部活动受限不明显，上肢活动欠灵活，肌张力可能增高，腱反射（肱二头肌和肱三头肌、膑韧带、跟腱反射）可亢进。常可引出病理反射，如霍夫曼征（Hoffmann征）、巴宾斯基征（Babinski征）阳性，甚至踝阵挛或髌阵挛等。部分患者出现偏侧症状、交叉症状，如脊髓单侧受压可出现典型或非典型的Brown-Sequard综合征。

X线检查显示：颈椎生理曲度改变，颈椎骨质增生，椎间隙狭窄，椎体后缘增生较严重并突入椎管。

CT、MRI检查显示：颈椎椎间盘变性突出，椎管变小，椎体后缘有增生物，脊髓明显受压。此外，肌电图检查对诊断也有帮助。

鉴别诊断：由于CT、MRI的临床使用，更有利于脊髓型颈椎病的诊断。X线检查亦有利于与颈椎骨折、脱臼、先天性畸形和颈椎慢性感染或肿瘤的鉴别。与本病相鉴别的病有脊髓肿瘤、脊髓空洞症、原发性侧索硬化症、肌萎缩性侧索硬化症、合并硬化症、后纵韧带骨化症等。

4）椎动脉型：主要表现为颈肩痛、颈枕痛伴头痛，眩晕，耳鸣，耳聋，恶心，呕吐，视物不清，有体位性猝倒。常因头部转动或颈椎侧弯后伸至某一位置时易诱发或加重。

X线检查显示：横突间距变小，钩椎关节增生。CT检查可显示左右横突孔大小不对称，一侧相对狭窄。

椎动脉造影、MRA、CTA见椎动脉迂曲、变细或完全梗阻。经颅多普勒检查可显示椎-基底动脉供血不足。

鉴别诊断：应与梅尼埃综合征（Meniere综合征）、枕神经痛、锁骨下动脉逆流综合征、体位性眩晕、位置性低血压和小脑肿瘤、内耳动脉栓塞等疾病相鉴别。

5）交感神经型：主要表现为交感神经兴奋症状如头晕、头痛、枕部痛、视物模糊、眼窝胀痛、心跳加快、心律失常、血压升高、肢体发凉、畏寒、多汗。或交感神经抑制症状如头晕、眼花、眼睑下垂、流泪、心动过缓、血压偏低、胃肠蠕动增加或嗳气等。

X线检查可见颈椎钩椎增生、椎间孔变狭窄、颈椎生理弧度改变或有不同程度错位。椎动脉造影有受压现象。

鉴别诊断：要注意与冠状动脉供血不足、神经官能症或自主神经系统功能紊乱等疾患相鉴别。

6）混合型：两种以上压迫同时存在时，如脊髓型神经根型两者同时存在，可称混合型；神经根型和椎动脉型混合，也可称混合型，也有脊髓、神经根与椎动脉三者混合型。

（2）诊断标准：可参照1994年国家中医药管理局制定的《中医病证诊断疗效标准》和1992年第二次青岛颈椎病专题会议纪要所确定的诊断标准进行诊断。共5条：

1）有慢性劳损或外伤史，或有颈椎先天性畸形、颈椎退行性病变。

2）多发于40岁以上中年人，长期低头工作者或习惯于长时间看电视、录像、上网者，往往呈慢性发病。

3）颈、肩背疼痛，头痛头晕，颈部僵硬，上肢麻木，或出现脊髓压迫症状、交感神经症状。

4）活动功能受限，病变颈椎棘突、患侧肩胛骨内上角常有压痛，可摸到条索状硬结或肌痉挛，可有上肢肌力减弱和肌肉萎缩，臂丛牵拉试验阳性。椎间孔挤压试验阳性。

5）X线正位片显示，钩椎关节增生，张口位可有齿状突偏歪，侧位摄片显示颈椎曲度变直，椎间隙变窄，有骨质增生或韧带钙化，斜位摄片可见椎间孔变小。CT及MRI检查对定性定位诊断有意义。

4. 辨证论治

（1）手法：骨伤科手法是治疗颈椎病的重要方法之一，常用的手法有：

1）舒筋法：医者用两手掌根部，从头部开始，沿斜方肌、背阔肌、竖脊肌的纤维方向，分别向项外侧沟及背部分筋。手法由轻到重，再由重到轻，反复8~10次。

2）提拿法：医者用双手或单手提拿颈后、颈两侧及肩部的肌肉，反复3~5次。

3）揉捏法：医者立于患者后侧，以双手拇指或掌侧小鱼际置于颈后两侧，着力均匀、上下来回揉捏10~20次。

4）点穴拨筋法：医者用中指或拇指点按天宗、合谷、阳溪、曲池和阿是穴等，以有麻窜、酸胀感为宜。继之拨腋下的臂丛神经、桡神经和尺神经，以麻胀感传至手指端为宜。在背部拨脊柱两侧的竖脊肌，沿该肌垂直方向从外向内拨3~5次。

5）端提运摇法：医者立于患者后侧，双手置于其颈项部，用力向上端提，并慢慢用力使头部向左右两侧各旋转30° ~40° ，重复2~3次。

6）定位旋转扳法：以向右旋转为例。患者坐位，医生站于患者后方，以左手拇指指腹放在患者病变颈椎棘突旁，用右手托住患者下颌部。嘱其颈项部放松，低头屈曲15° ~30° ，然后嘱患者顺着医生的右手在屈曲状态下向右慢慢转头，当旋转到最大限度而遇有阻力时，医生顺势施以快速的向右扳动，同时，推顶棘突的左手拇指向右用力推压，两手协调动作，常可听到“喀”的弹响声，有时医生拇指下也有轻微的位移感。

7）拍打叩击法：医者分别在项背部及肩胛部用手掌或双拳进行拍打、叩击，反复3~5次，使筋骨、肌肉舒展或缓解。

手法操作时，要注意动作宜轻柔和缓，力度适中，不宜粗暴、猛烈地旋转头部，以免发生寰枢椎骨折、脱位或椎动脉在寰椎上面被枕骨压伤等；更不宜做颈侧方用力的推扳手法，以免引起脊髓损伤、四肢瘫痪，对有动脉硬化的老年患者尤应注意。

（2）牵引疗法：颈椎牵引是治疗颈椎病的有效方法，目前应用比较广泛，常同手法治疗配合进行。此法适用于各型颈椎病，对早期病例更为适宜，但对病期较长的脊髓型颈椎病，有时可使症状加重，故当慎用。

1）作用机制：①限制颈椎活动，有利于充血、水肿的消退。②缓解颈部肌肉痉挛，减轻对椎间盘的压力。③扩大椎间隙和椎间孔，缓解神经根所受的刺激和压迫，松解神经根与周围组织粘连。④缓冲椎间盘组织对周围的压力，并有利于向外突出的纤维环组织回纳。⑤使皱折于横突孔间的椎动脉得以复原。⑥牵开被嵌顿的关节突关节滑膜。

2）牵引方法：通常采用枕颌布带牵引法，轻症患者可采用坐位间断牵引，每日1~3次，每次0.5~1h；重症患者可行持续卧位牵引，每日牵引6~8h，牵引重量从3~4kg开始渐加至5~6kg。以后根据患者性别、年龄、体质强弱、颈部肌肉情况和临床症状酌情处理。牵引时颈部轻度前屈。

3）牵引反应及处理方法：牵引最初几天，少数患者可有头晕、头胀或颈背部疲劳感，交感神经型和椎动脉型颈椎病患者更易发生。遇到这种情况，应该从小重量、短时间开始牵引。以后根据每个患者的具体情况，逐渐增加牵引重量和延长牵引时间。如个别患者不能耐受牵引治疗，则应改用其他治疗方法。

（3）药物疗法：中医根据颈椎病的临床不同特点，一般将其分为痹证型、眩晕型和瘫痪型进行辨证论治。治疗多采用祛风除湿，活血化瘀和舒筋止痛等法。

1）痹证型：以肩颈、上肢的疼痛、麻木为主。治宜疏风活血，用疏风活血汤加减。

2）眩晕型：以发作性眩晕、头痛或猝倒为主。若属中气虚损者，治宜补中益气，用补中益气汤加减。属痰瘀交阻者，治宜祛湿化痰、散瘀通络，用温胆汤加减。属肝肾不足、风阳上亢者，治宜滋水涵木、调和气血，用六味地黄汤或芍药甘草汤加减。

3）瘫痪型：以下肢运动障碍、颤抖、间歇性发作为主，起病缓慢。治宜活血化瘀、疏通经络，用补阳还五汤加减。

4）西药可用甾体或非甾体类消炎镇痛类药物口服。

（4）针灸疗法：根据临床症状不同，可选用风池、肩井、天宗、曲池、合谷、环跳、阳陵泉、太冲等穴。

（5）练功疗法：颈椎病患者需要适当休息。急性发作期应局部外固定，采用周围领或颈托，有利于组织水肿的消退和巩固疗效。慢性期以活动为主，特别是长期伏案工作者应注意工间休息，做颈项活动锻炼，如前屈、后伸、左右旋转及左右侧屈等，各做3~5次。

（6）其他疗法：如敷贴、熏蒸、涂擦、膏摩、刮痧、拔罐、中药离子导入法、针刀疗法、穴位埋线、穴位封闭疗法等，均有一定疗效，可互相配合运用。

二、肩周炎

1. 病机特点

肩周炎因五旬之人肾气不足、肩部过度劳作、损伤或者受凉，引起脉络阻滞，气血不活，致肩周围凉痛、酸胀、活动受限等症状为主，又称“五十肩”“冻结肩”“漏肩风”等，属“肩痹”范畴。王宏坤认为其发病主要原因有：①年老血虚，血不荣筋。②慢性劳损。③感受风寒湿邪。④外力伤害。其病机特点为气血亏虚，血不荣筋，筋失所养而发病，“不通则痛”；后期为筋肉粘连，功能障碍，“不荣则痛”。

2. 检查方法及诊断

（1）摸诊检查：急性期肩部周围有广泛的压痛，压痛部位多在喙突、结节间沟、肩髃、肩髎、肩贞、臂臑等穴位。粘连期疼痛稍缓解，肩关节活动功能逐渐受限，检查时以肩外展、外旋、后伸、上举活动受限最常见。

（2）X线检查：多无异常，病程长者可见肌腱钙化、骨质疏松。X线检查还可以排除骨折、脱位、肿瘤、结核、骨关节炎等疾病。

（3）造影检查：有关节囊收缩、关节囊下部皱褶消失等改变。

以上方法是王宏坤诊断肩周炎的主要步骤。

3. 治疗方法

诊断明确后，王宏坤对本病的治疗主要采取保守治疗。外治法包括手法、针灸、封闭、针刀等。内治法主要是辨证施治，运用中药治疗。

（1）手法治疗：可以通过滚法放松肩部软组织；用王氏按揉拨络法剥离肩部粘连，松解肌肉；点按肩井、缺盆、云门、肩髃、天宗、曲池、合谷等穴加强刺激；摇拔屈转法增加肩关节活动范围；抖散法放松肌肉、关节。

（2）针灸治疗：取肩髎、肩井、肩俞、臂臑、曲池等，并加上痛点阿是穴，结合艾灸治疗，可每日一次或隔日一次。

（3）封闭针刀疗法：可用当归注射液4mL，加入1％普鲁卡因4mL，做肩周穴位注射，或者以痛点封闭；在肩关节粘连期，可以用针刀在喙突处、肩峰下、冈下肌和小圆肌的抵止端分别做切开、剥离或纵行疏通剥离法。

（4）中药治疗：王宏坤认为本病属脉络阻滞，气血不活，采用行气活血，通脉止痛之法。可以用内服药物，处方：当归15g、川芎12g、鸡血藤30g、葛根15g、桑枝20g、桂枝9g、羌活20g、透骨草30g、炙甘草6g。根据证型辨证施治，偏寒者，加制川草乌；偏瘀者，加红花、地龙、全蝎等。同时用“热敷一号”外洗药熏洗或热敷。

4. 锻炼方法

治疗是一方面，王宏坤更强调的是功能锻炼。嘱患者做最大限度地外展、内收、前屈、后伸及旋转等活动。应坚持做“手指爬墙”“手拉滑车”等活动。但应避免过度运动，以免导致剧烈疼痛。

5. 典型病例

李××，男，51岁，河南巩义人，2014年2月1日初诊，主诉：右侧肩部疼痛、活动受限1月余，现病史：1个月前夜晚睡觉时受凉，开始出现右肩部疼痛，用红花油外涂、伤湿止痛膏外贴效果不佳来诊，检查：右肩部周围广泛压痛，压痛部位在喙突及肩髃穴，右肩关节外展、外旋、后伸、上举活动受限，DR：右肩关节轻度骨质疏松，余未见异常。王宏坤诊断为：肩关节周围炎。治法：养血荣筋，舒筋活络。方用四物汤加减，药用：熟地15g、当归15g、川芎12g、白芍15g、鸡血藤30g、葛根15g、桑枝20g、桂枝9g、羌活20g、透骨草30g、柴胡9g、炙甘草6g。10剂，水煎服，“热敷一号”外敷，辅以手法治疗，每日一次，10次为1个疗程，嘱行“蝎子爬墙”功能锻炼，经2个疗程治疗，疼痛消失，关节活动功能恢复正常。

三、网球肘

1. 定义和病理病机

网球肘学名叫肱骨外上髁炎，是指以肱骨外上髁部局限性疼痛，并影响伸腕和前臂旋转功能为特征的慢性劳损性疾病。本病好发于前臂劳动强度较大的人，比如在王宏坤门诊患者中以从事家务劳动的妇女偏多。由于网球运动员易犯本病，故又称网球肘。

本病多因慢性劳损致使肱骨外上髁处形成急、慢性炎症所引起。肱骨外上髁是指前臂腕伸肌的起点，由于肘、腕关节的频繁活动，长期劳累，使腕伸肌的起点反复受到牵拉刺激，引起部分撕裂和慢性炎症，出现局部滑膜增厚和滑囊炎等病理改变。

中医认为本病多由气血虚弱，血不荣筋，肌肉失去温煦，筋骨失去濡养，加上前臂伸肌总腱在肱骨外上髁受到长期反复牵拉刺激所致。损伤后瘀血留滞，气血运行不畅或陈伤瘀血未去，经络不通造成疼痛。

2. 临床诊断与方法

临床表现多以肘外侧疼痛，以肱骨外上髁局限性慢性酸痛为主要症状，在旋转背伸、提拉、端、推等动作时更为剧烈，如拧衣服、扫地、端茶倒水等。同时沿前臂伸肌向下放射；有的可反复发作，前臂旋转及握物无力，局部可微肿胀。肘关节局部有明显的固定压痛点。

（1）病起缓慢，起初时在劳累或做某一动作时偶感肘外侧酸胀疼痛，休息后缓解；随着病情加重，做拧毛巾、扫地、端壶倒水等动作时疼痛加剧，前臂无力，甚至持物落地。日久转为持续性疼痛，可向上臂及前臂放射，影响肢体活动。

（2）王宏坤首先用摸诊法检查肱骨外上髁及肱桡关节间隙处，

在此处有明显的压痛点，压痛可沿桡侧伸肌总腱方向扩散，肘关节伸屈活动无障碍，少数患者局部轻度红肿；腕伸肌紧张试验、密耳试验阳性。

（3）X线摄片检查多属阴性，偶见肱骨外上髁处骨质密度增高的钙化阴影或骨膜肥厚影像。

3. **治疗方法**

（1）内治法：

中药内服：本病属于中医筋伤的范畴，王宏坤认为属于气血闭阻经络，治宜养血荣筋，舒筋活络。

处方：秦艽3g、川芎6g、红花9g、甘草6g、羌活3g、没药6g、当归9g、五灵脂6g、香附3g、牛膝9g、地龙6g。

（2）外治法：主要选择推拿治疗，手法以舒筋活血，通络止痛为主。

1）取穴与部位：肱骨外上髁、曲池、手三里、合谷及前臂伸肌群。

2）主要手法：滚、按、揉、拿、弹拨、擦等手法。

A. 滚揉前臂法：患者坐位或仰卧位。医生位于患侧，用滚法从肘部沿前臂伸肌群治疗，以舒筋通络。

B. 点穴拿筋法：用拇指按揉曲池、手三里、合谷等穴，以局部酸胀为度，同时往返提拿前臂伸肌群。

C. 弹拨理筋法：以右侧为例，医生右手持患者右腕部呈前臂旋后位，左手拇指端压于肱骨外上髁前方，其他四指放于肘关节内侧。先使肘关节屈曲至最大限度再逐渐伸直肘关节，此时医生左手拇指随肘关节伸直做沿桡骨头前外侧向后外侧弹拨前臂伸肌起点；然后医生一手握肱骨下端一手握腕部做对抗拔伸，握腕部的手同时做轻度的前臂旋转，屈伸肘关节运动时握肱骨下端的一手拇指同时按揉肱骨小头。

4. 锻炼方法

患者应尽量避免剧烈运动和过度劳累，疼痛发作期应减少活动，必要时可选择三角肌悬吊等适当固定，待疼痛明显缓解后应及时解除固定并逐渐开始肘关节功能活动，但要避免使伸肌总腱受到明显牵拉的动作。注意保暖，局部热敷。

5. 典型病例

例1：王××，女，20岁，运动员，自觉肘关节外侧疼痛，于2013年6月来诊，自诉不能端提重物，做拧毛巾动作时疼痛加重，临床检查局部有压痛点，伸肌腱牵拉试验阳性，X线检查为阴性，诊断为网球肘，经推拿点穴理筋后疼痛减轻，予中药7剂内服，以身痛逐瘀汤加黄芪20g、生地10g加减。

例2：张××，女，56岁，长期从事家务劳动，自觉肘关节疼痛，握物无力，于2013年10月来诊，经查体后发现肘关节外侧有明显压痛，同时沿前臂伸肌腱下方放射，握物无力，局部微肿胀，X线检查示：肱骨外上髁处骨质密度增高钙化阴影。诊断为肱骨外上髁炎，又名网球肘。给予点穴拿筋弹拨理筋的手法，疼痛明显减轻。

四、胸椎小关节紊乱

1. 病机特点

胸部不适，呼吸有时受限，双臂抬举不利，劳累后加重。

2. 检查方法

（1）触诊检查：王宏坤首先用触诊法检查，在胸7、8椎处可触及一侧或两侧有不对称性硬结，压痛明显。

（2）X线检查：X线胸椎正位片示颈椎第7棘突略右旋或左旋，关节间隙不对称。

（3）注意：高年患者应排除心肺疾病、肝胆疾病、严重骨质疏松等。

3. 治疗方法

王宏坤进行手法复位分为两步：理筋手法和正骨手法。

第一步，理筋手法：患者首先排空二便，俯卧位，术者站于患者左侧，双手拇指指腹置于脊柱两侧，先沿膀胱经，从C_1至C_{10}，由上至下，先行指腹下压，手下感觉有轻微抵抗感时，双手拇指螺纹面外翻向头部，推动皮肤及皮下肌肉向上移动2~3cm，然后下移拇指，反复操作3~5遍。然后再沿督脉，双手拇指螺纹面叠加下压，操作3~5遍。以手法操作时，双手拇指螺纹面不离开皮肤。

第二步，正骨手法：俯卧位，胸下垫高约8cm的软枕，双手置于身体两侧。术者站于患者左侧，右手食指、无名指两指指腹置于第7颈椎棘突两侧，中指指腹置于第7颈椎棘突上，轻度下压，沿脊柱向下滑动，手下感觉棘突顺序改变时停止，右手大鱼际置于病变椎体的下位椎体，指尖向头部，左手小鱼际置于病变椎体的上位椎体，指尖向脚跟。令患者头部转向健侧，深吸气，然后呼出气体，在呼气末时，双手鱼际下压，向相反方向用力推移，可听见“咔嗒”的声音，或手下感觉有椎体移动的感觉，表示复位成功。此方法不可一日内反复使用。

中药外敷：运用王宏坤研制的栀黄止痛散外敷，每日一次，连用 3 天即可。

4. 锻炼方法

嘱患者最大限度做扩胸锻炼和双臂牵拉悬吊训练。

5. 典型病例

刘××，男，40岁，右侧肋部疼痛3年余，右侧胸部不适，呼吸有时受限，右臂抬举不利，伏案工作或劳累后加重，严重影响生活质量。经多家医院检查，或未明确诊断，或诊断为“肋软骨炎”，中西药物治疗无明确疗效。经王宏坤检查，在胸椎第7~8棘突处有明显压痛点，第7胸椎棘突向右侧偏移。询问外伤史时，始忆起3年前因打羽毛球后，晚上背痛发作，不能入眠，后经针灸、热疗后止痛。此后，工作劳累时，常有腰背酸胀感，自己做腰背活动即能缓解。X线胸椎正位片示T_7棘突略右旋，侧位片示第8胸椎椎体前沿轻度骨质增生。以王宏坤手法在胸椎7、8处进行关节错缝术治疗，第一次无明显弹响声，但是症状得到明显缓解：右侧胸部不适感减轻，呼吸通畅，右臂抬举自如。手法治疗后外敷“栀黄止痛散”。后又每两日治疗一次，共治疗 3 次，患者痊愈。嘱其加强功能锻炼。半年随访，无复发。

五、腰椎间盘突出症

1. 病因

腰椎间盘突出症是在椎间盘退变的基础上发生的，外伤是其发生的重要原因。椎间盘是身体负荷最重的部分，具有强大的抗压能力。一般认为20岁以后，椎间盘开始退变，髓核含水量逐渐减少，椎间盘的弹性和负荷能为也随之减退。腰椎间盘反复承受挤压屈曲和扭转等负荷，容易在受应力最大处由里向外产生破裂。这种变化不断积累而逐渐加重，裂隙不断增大，可促使受损伤的纤维环进一步破裂，髓核突出，而突出物压迫或刺激神经根或马尾神经，故有腰痛和放射性下肢疼痛。

2. 检查方法

（1）触诊：首先用三指或两指摸诊法检查脊柱，是否存在脊柱侧弯；再用拇指按压痛点，确定病变部位。

（2）影像学检查：

1）X线片应常规拍摄X线正侧位片。正位片可显示腰推侧凸，侧位片可见腰椎生理前凸减少或消失，病变的椎间隙可能变窄，相邻椎体边缘有骨赘形成。X线检查对腰椎间盘突出症的诊断只作参考。

2）CT扫描：螺旋CT能够清晰地显示腰椎间盘突出的部位、大小、方向等，以及神经根、硬膜囊受压移位的情况。同时还可以显示椎板及黄韧带增厚、小关节增生退变、椎管及侧隐窝狭窄等情况。对本病的诊断有较大的价值。

3）MRI：是一种无损伤性可以取得三维影像的检查法，能较CT更清晰、全面地观察到突出的髓核与脊髓、马尾神经、脊神经根之间的关系。

（3）体格检查：

1）直腿抬高试脸：患者取仰卧位，检查者一手握患者踝部，另一手置于大腿前方保持膝关节伸直，然后将下肢徐徐抬高。如直腿抬高受限并出现小腿以下的放射痛即为阳性。正常人抬高度数范围差别很大，为80°~90°。椎间盘突出越大，神经根受压越重者，直腿抬高受限越明显。因此本试验对诊断及治疗效果的判断均有较大参考价值。

2）拉塞克征：患者仰卧屈髋屈膝90°，当屈髋位90°时，伸膝引起患肢疼痛或肌肉痉挛者，称为拉塞克征阳性。

3）挺腹试验：患者仰卧，双上肢置于身旁，以枕部及两足跟为着力点，做抬臀挺腹动作，使臀部及腰背部离开床面，出现患肢放射痛为阳性，如放射痛不明显，在挺腹同时医生压迫患者腹部或两侧颈静脉引起放射性疼痛为阳性。

4）股神经牵拉试验：患者俯卧位，髋膝关节完全伸直，医生一手扶按腰骶部，另一手放于大腿前方，将患肢向上抬提，使髋关节过伸，如出现大腿前方放射痛为阳性，在$L_{2\sim4}$椎间盘突出时为阳性，L_4~S_1椎间盘突出者为阴性。

3. **治疗方法**

对于腰椎间盘突出症治疗方法的选择，取决于该病的不同病理类型和临床表现，以及患者的年龄、身心状况。手术和非手术疗法各有其适应证，绝大多数腰椎间盘突出症可经非手术疗法得到缓解或治愈。目前，随着对椎间盘突出症病因病机认识的逐渐深入，以及现代诊断技术的进步，对其治疗应尽可能地采用非手术方法，尽量减少手术治疗，已得到越来越多学者的认同。

（1）手法治疗：中医正骨推拿手法治疗腰椎间盘突出症疗效较好，方法安全，简便易行，是目前治疗腰椎间盘突出症的主要方法。其作用可归纳为：①解除肌肉痉挛、镇痛和提高局部组织痛阈，增强腰腿部的肌力。②矫正腰椎侧凸、棘突侧歪和小关节紊乱，解除滑膜嵌顿，改善或恢复脊柱的生理曲线和活动度。③改善局部组织的血液循环，促进炎性介质和代谢产物的吸收和排泄，有利于病变组织的修复。本病治疗，主要包括手法和中药的使用，如按摩点穴、关节复位、中药内服和外敷。

1）治法：补肝肾，强筋骨，温经活血，通络止痛。

2）手法：滚、揉、点、按、拿、弹拨、拔伸、腰椎斜扳法等。

3）取穴：阿是、大肠俞、关元俞、环跳、承扶、殷门、委中、承山、阳陵、绝骨、昆仑等。

4）操作：

A．俯卧位。医者先用滚、揉法于腰及患下肢往返施术3~5分钟，以腰部为主。

B．点按以上穴位，以“得气”为宜，弹拨压痛点及环跳等穴各3～5次，用力先轻渐重，以能耐受为宜，拿捏患下肢3～5遍。

C．做腰椎斜扳法（以左侧患侧为例）：患侧朝上侧卧，患侧下肢屈曲，健侧下肢伸直，患侧上肢放于腰部，健侧上肢放于身下，术者左肘部抵住患者左肩部，右肘部下压左髋部，双肘反向轻微加力，同时右肘关节有一个向后的拉伸力，即可听到关节复位弹响声，按压无骨性异常，表示复位成功。先扳患侧，后健侧，左右各扳1次。

D．推腰部及下肢部3~5遍，擦腰骶部、腰部膀胱经，以透热为度。

E．若腰腿痛甚，应先拔伸后推拿。

F．腰腿痛基本消失、腘绳肌紧张者，可配合做强制性直腿抬高动作3～5遍，幅度由小渐大。

5）疗程：每日推拿一次，连推6天后休息一天，连续治疗4周为1个疗程。

（2）中药内服：腰椎间盘突出症属中医“腰腿痛”范畴，其证分虚证和实证。由劳伤肾气，肾精亏损所致，其证多虚；而受风寒湿邪所致者，其证多实；凡闪扭劳损气滞血瘀者，其证多虚实并见。在治疗上应时时以肾虚为念，在实证去邪后必须妥为调摄，始能巩固疗效。其常见分型有4种。

1）风寒证：治宜祛风散寒，活络止痛。方用独活寄生汤加减。

2）湿热证：治宜清热化湿。方用加味四妙散为主方。

3）血瘀证：治宜活血化瘀，理气止痛。方用身痛逐瘀汤加减。

4）虚证：治宜温补肾阳、滋补肾阴。方用脊得舒丸。

（3）外敷药膏：外敷栀黄止痛散能促进局部血液循环，消除神经根的炎症反应，松解局部粘连，从而起到消炎止痛的功效。

4. 锻炼方法

嘱患者加强肌肉锻炼、强化腰背部肌肉力量，使脊柱力量平衡，可防止腰背部软组织损伤，减少本病证的发生。如倒走、游泳、五点支撑等锻炼。

5. 典型病例

例1：许××，女，50岁，左下肢麻痛半月余，腰部不适，在家外敷膏药及卧床休息后未见减轻。平时劳累后加重，不能久坐久卧。查：脊柱左凸侧弯，左直腿抬高试验30°，加强试验（+），屈颈试验（+），挺腹试验（+），股神经牵拉试验（+），$L_{4\sim5}L_5S_1$棘突及左旁开1cm压痛伴放射痛，CT示：$L_{4\sim5}$、L_5、S_1双侧神经根受压，左侧甚。舌质暗，苔微黄，脉沉无力。

中医诊断：腰痛病。西医诊断：腰椎间盘突出症。

辩证：肝肾亏虚。

治则：滋补肝肾。

方药：

（1）柴胡20g、当归20g 、赤芍15g、熟地黄10g、川断20g、川牛膝20g、全蝎10g、蜈蚣2条、白术10g、苍术10g、狗脊20g、巴戟天20g、黄芪20g、何首乌20g、甘草10g。7剂，每日1剂。

（2）口服脊得舒丸：每次10丸，每日3次。

手法：

（1）滚、揉、点、按、弹拨法作用于腰背部。

（2）取穴：阿是、大肠俞、关元俞、环跳、承扶、殷门、委中、承山、阳陵、绝骨、昆仑等。

（3）做腰椎斜扳法。手法治疗每日1次。1周后患者自述症状明显改善。原方案不变，第2周后，患者述麻痛消失，但不敢久行，腰部酸困无力。嘱其口服脊得舒丸，加强功能锻炼。1周后随访，症状基本消失。

例2：马××，男，57岁，腰痛伴左下肢麻痛2周，腰部不适，在我院就诊时给予狗皮膏药外敷及牵引、推拿治疗，口服甲钴胺、腰痹通胶囊、知柏地黄丸，效不佳。后出现尿黄、大汗、尿无力和困难。查：脊柱左凸侧弯，左足大趾背伸肌力减弱，左直腿抬高试验40°，加强试验（+），屈颈试验（+），挺腹试验（+），股神经牵拉试验（+），$L_{4\sim5}$棘突及左旁开1cm压痛伴放射痛，CT示：$L_{4\sim5}$左侧神经根受压。舌质红、苔薄，脉弦数。

中医诊断：腰痛病。西医诊断：腰椎间盘突出症。

辩证：气滞血瘀。

治则：行气、活血、化瘀。

方药：柴胡20g、黄芪30g、麦冬20g、五味子20g、远志10g、枣仁

10g、香附10g、当归20g、川芎21g、生地10g、白芍15g、苏土元20g、全蝎10g、蜈蚣2条、白术10g、浮小麦30g、甘草10g。7剂，每日1剂。

手法：① 滚、揉、点、按、弹拨法作用于腰背部。② 取穴：大肠俞、关元俞、环跳、承扶、秩边、殷门、委中、承山、阳陵、气海、关元等。③做腰椎斜扳法。

1周后症状改善。后嘱其口服脊得舒丸，加强功能锻炼。1月后回诊，症状消失。

六、股骨头坏死

1. 病机特点

股骨头坏死属祖国医学“骨蚀”范畴， 主要临床症状有髋关节疼痛、跛行和活动障碍。其主要由意外的创伤、慢性劳损、七情内郁、六淫之邪侵袭、饮食不节所致内损或用伐损之药所致。

王宏坤认为，与股骨头损伤关系最为密切的是肾、肝、脾三脏。肾为先天之本，主骨生髓，肾健则髓充，髓满则骨坚。反之，则髓枯骨萎，失去应有的再生能力。肝主筋藏血，与肾同源，两脏荣衰与共，若肝脏受累，藏血失司，能正常调节血量，若血液藏运不周，营养不济，亦是造成缺血性股骨头坏死的重要因素。脾主统血，“为后天之本，气血生化之源”。脾失健运、无化气源，则筋骨肌肉皆无气以生。当肾、肝、脾生理功能发生改变，骨与软骨挫裂伤，气血不通畅，经脉痹阻，血行障碍，肢体营养吸收障碍，降低了其再生和修复能力，因而产生本病。

由于不同病因破坏了股骨头的血液供应所造成股骨头软骨下骨破坏或股骨头塌陷造成的髋关节功能变差，严重影响患者生活质量，最后造成髋关节退行性骨关节炎。该病发病率较高，从儿童到老年人均可发病。

2. 检查方法

（1）体格检查法：髋关节的“4”字试验，屈髋屈膝试验，床边试验，局部的压痛、叩击痛，患肢的纵向叩击痛，双下肢是否等长，等等。

（2）X线检查法：X线平片是诊断股骨头缺血性坏死最为价廉、简单、快捷的方法，能直观发现病变破坏程度，但对病变的周围情况及关节面的破坏程度不如CT及MRI。

（3）CT：CT为一种非侵入性诊断方法。CT的高分辨率能了解各种组织结构和其相互关系的变化。虽然许多股骨头缺血性坏死病例经X线和核素成像检查均可确诊，但是CT对早期诊断股骨头缺血性坏死有很重要的辅助作用，有利于早期诊断。

（4）MRI：通过MRI检查采用敏感性特异性强的检查手段，T_1、T_2、压脂混杂等信号，诊断早期股骨头坏死是非常重要的。磁共振检查出的股骨头坏死的阳性率高，说明在影像学检查和诊断成人股骨头坏死时，磁共振对其有着重要的临床诊断价值。

3. 治疗方法

王宏坤认为，本病的治疗方法主要包括中药内服、中药外敷。

（1）中药内服：本病的临床症状主要有髋关节疼痛、跛行和活动障碍等表现。王宏坤认为该病可分为以下3型。

1）湿热内蕴型：患者面色萎黄，全身倦怠乏力，痛处伴有热感，遇热或雨天痛增，活动后痛减，恶热口渴，小便短赤。苔黄腻，脉濡数或弦数。

治法：清利湿热，舒筋止痛。

处方：四妙汤加减。苍术12g、泽泻15g、木通10g、黄柏10g、薏苡仁30g、牛膝20g。舌质红、口渴、小便短赤加栀子、络石藤、泽泻。

2）肝肾亏虚型：患者形体消瘦，久病不愈，髋膝持续疼痛，屈伸不利，肌肉拘挛萎缩，无力行走，腰痛膝软。偏阳虚者面色㿠白，手足不温，少气懒言，腰腿发凉，或有阳痿、早泄，妇女带下清稀，舌质淡，脉沉细。偏阴虚者，咽干口渴，面色潮红，倦怠乏力，心烦失眠，多梦或有遗精，妇女带下色黄味臭，舌红少苔，脉弦细数。

治法：滋补肝肾。

处方：独活寄生汤加减。秦艽15g、独活20g、桑寄生20g、杜仲15g、牛膝15g、细辛3g、茯苓12g、甘草6g、当归15g、白芍15g、熟地黄12g、制川乌12g、地龙15g、没药8g、木瓜12g。偏阳虚者以补肾阳为主，用右归丸（熟地、山药、山茱萸、枸杞子、杜仲、菟丝子、当归）加减。偏阴虚者以补肾阴为主，用左归丸（地黄、枸杞子、山茱萸、龟板胶、菟丝子、鹿角胶、牛膝）加减。

3）气滞血瘀型：患者髋部多有外伤史，髋部疼痛或有肿胀，在夜间尤甚。痛有定处，痛处拒按，跛行、髋关节功能活动障碍，舌质紫暗，或有瘀斑，脉弦紧或涩。

治法：活血化瘀、理气止痛。

处方：身痛逐瘀汤加减。黄芪60g、当归20g、川芎12g、桃仁10g、红花6g、没药10g、五灵脂12g、香附10g、怀牛膝20g、地龙12g、独活20g、狗脊15g、杜仲15g、续断15g、苍术12g、黄柏10g。

（2）中药外敷：早期先外敷栀黄止痛散，后用接骨丹外敷。共3个月。

4. 锻炼方法

本病主要由意外的创伤、慢性劳损、七情内郁、六淫之邪侵袭、饮食不节所致内损或用伐损之药所致。因此，避免过久的站立和行走，特别是负重行走；应减少负重站立与行走，同时应积极进行腰部及下肢肌肉锻炼（如空蹬自行车锻炼、双下肢直腿抬高锻炼、“小燕飞”锻炼等），增强其肌力。本病只要及时进行合理的治疗，疗效还是满意的。

5. 典型病例

刘××，男性，45岁，工人，因“腰髋部疼痛，反复发作3年余，加重伴活动受限1周”，于2012年4月11日就诊。患者有2型糖尿病病史，平素喜饮酒，每日饮半斤白酒。查体：跛行、托马斯征（+），舌质紫暗、脉沉涩，髋部MRI检查：双侧股骨头坏死（ARCO分期右侧2期，左侧3期，右侧髋关节积液）。中医诊断：骨蚀，气滞血瘀型。西医诊断：股骨头坏死。处方：黄芪40g、当归20g、升麻10g、苍术10g、白术10g、陈皮12g、川芎10g、桃仁12g、红花6g、生杜仲10g、生地黄15g、熟地黄15g、防风10g、防己10g、鸡血藤20g、怀牛膝20g、细辛3g、全蝎10g、柴胡15g、狗脊20g、蜈蚣2g。15剂，每日1剂，水煎取汁400mL分两次温服。患者服药后，髋痛减轻，髋部卡压弹响声减小，服药3个月后跛行明显改善，髋痛消失，下肢肌力增强。随访2年未复发。

按：股骨头坏死属于中医的“骨蚀”范畴，患者平素大量饮酒，正气损伤，脾胃虚弱不能运化水谷精微，停而为湿，聚而为痰，由痰致瘀，因瘀致痹，因此认为“痰”“瘀”是其主要病因，应用健脾化痰、活血通络法治疗。本例取法补中益气汤加桃红四物汤方意，以黄芪为君药，升麻、柴胡补气升阳，大补脾胃之元气，令气旺血行，桃仁、红花去瘀通络，再辅以其他补脾益气、行气活血药物，通过补益后天之本达到健脾益气、行气活血目的。

七、下颌关节紊乱

1. 病机特点

下颌关节区酸胀疼痛、张口闭口运动时下颌关节弹响、张口运动障碍等。严重时颞颌关节处疼痛可放射到颞、头、颈、肩部。

2. 检查方法

（1）摸诊检查：王宏坤首先用摸诊法检查患侧颞颌关节处有张口受限，压之疼痛、张口闭口时颞颌关节弹响。

（2）X线检查：颞颌关节许勒位X线片和髁状突经咽侧位X线片提示：关节间隙改变和骨质改变，如硬化、骨破坏和增生、囊变等。

3. **治疗方法**

王宏坤主要应用揉药按摩点穴、手法操作关节复位加上中药内服治疗本病。

（1）按摩点穴：王宏坤临证应用揉药展金丹点揉按摩下关、颊车、合谷、听宫、翳风、听会、太阳。

（2）关节复位：对于颞颌关节脱位和半脱位的患者，王宏坤采用双手大鱼际口外顺时针按揉轻手复位法复位，临证屡试不爽。

手法复位操作要点：患者低位倚墙而坐，头倚墙。医者面对患者用双手大鱼际夹双侧颞颌关节缓缓用力顺时针按揉数次，即可听到关节复位弹响声，表示复位成功。

（3）中药内服：本病多有下颌关节区酸胀疼痛、张口闭口运动时下颌关节弹响、张口运动障碍等表现，王宏坤将本病中医分为4型。

1）寒湿痹阻型：蠲痹汤加减。

2）湿热痹阻型：薏苡仁汤加减。

3）肝肾阴虚型：六味地黄汤加减。

4）脾失健运型：参苓白术汤加减。

（4）纠正牙齿紊乱：患者有伸长及阻生的第三磨牙及龋齿的患者建议到口腔科进一步诊治等。

4. **锻炼方法**

王宏坤临证往往告诫患者未病先防，有病早治。每日坚持进行张口锻炼，及时到口腔科检查口腔疾病及牙齿疾病，轻轻叩齿运动。对于老年患者，王宏坤多嘱患者平常多食用坚果，强肾精而固牙齿。避免打哈欠、大笑、咀嚼硬物，受寒冷刺激后避免突然进行咀嚼运动。

5. **典型病例**

例1：贺××，女，33岁，近期因工作压力大，劳累、熬夜、失眠。3天前突感右侧牙齿咬合困难，无法咀嚼食物，右侧耳屏前下方压痛，张口时疼痛，能听到响声，进食明显受限，每日只能进流食。心情烦躁，来我院就诊。查体发现患者张口度约2cm，张口时中线明显外移。张口合口时颞颌关节有弹响。上下牙齿咬合关系稍差，X线检查：颞颌关节许勒位X线片提示：关节间隙变窄，颞颌关节位置不友好。患者心烦口渴，便干，舌质红、苔黄腻，脉滑数。应用揉药展筋丹按揉下关、颊车、合谷、听宫、翳风、听会、太阳。每日1次，治疗3次，症状明显减轻，口服薏苡仁汤加羌活9g、川芎15g、白芷10g、丝瓜络20g，7剂后症状完全消失。

例2：宋××，女，50岁，教师，素体瘦弱，1个月前无明显诱因自觉咀嚼食物时双侧颞颌关节疼痛，并发出响声，上下牙床咬合不良。不能用力咀嚼硬物，严重影响进食，近1周症状加重，今日来诊，查体发现患者双侧耳屏前压痛，患者张口闭口时双侧颞颌关节发出声响，张口仅达1cm。髁状突经咽侧位X线检查提示：关节间隙变窄和骨质硬化，局部骨破坏和增生、囊变。患者夜间盗汗，手足心发热，腰膝酸软，失眠梦多，舌红少苔，应用揉药展筋丹按揉下关、颊车、合谷、听宫、翳风、听会、太阳。每日1次，治疗7次，症状明显减轻，口服六味地黄汤加川芎15g、白芷10g、丝瓜络20g，7剂后症状完全消失。

八、踝部筋伤

1. 病机特点

踝部筋伤是临床上常见的一种软组织损伤，中医称为踝缝伤筋。主要是指韧带、肌腱、关节囊的损伤。多发生于青壮年，可分为内翻损伤和外翻损伤。其中以跖屈内翻位损伤多见。主要是由于下楼梯、穿不合适的鞋、腾空后足跖屈落地或行走时不慎踏在不平的路面上，足部受力不均，失去平衡而使踝关节内翻或外翻造成踝关节扭伤。

2. **检查方法**

患者有明显的外伤史，伤后踝部疼痛、肿胀、不能走路，勉强行走时跛行或需搀扶、且疼痛加重。内翻跖屈损伤时外踝前下方压痛，被动足内翻活动出现剧痛。外翻损伤时内踝前下方压痛，被动足外翻活动出现剧痛。伤后2~3天后就诊者，可发现皮下有青紫瘀斑。

X线或CT检查：排除踝部骨折和脱位。

MRI可排除肌腱、韧带的断裂或其他病变。

3. **治疗方法**

本病治疗主要方法包括内服方药、外治方法。

（1）内服方药：王宏坤主张骨伤科的“破”“和”“补”三期辨证用药，早期活血祛瘀，消肿止痛，方用活血止痛汤加减。中期舒筋活络，行气止痛，方用桃红四物汤加减。后期补益肝肾，强筋壮骨，方用补肾壮筋汤。

（2）外治方法：损伤早期较严重者，王宏坤多外用自制的栀黄止痛散蜂蜜调用，石膏外固定，抬高患肢，一般固定3~4周。稍轻者可给予局部外用栀黄止痛散或冰敷。陈旧性损伤者，王宏坤多以拔大筋手法为主治疗，两名医者分别握踝上部和足部，做对抗牵引，并做足部背伸和跖屈动作，术毕进行局部手法松解。后期配合活血舒筋、通经活络的中药足浴或熏洗，方用海桐皮汤。

4. **锻炼方法**

急性期应在疼痛缓解后，应尽早进行跖趾关节屈伸活动，去除固定后开始加强踝关节的伸屈活动。暂练习不负重行走，在踝部筋伤的早期，嘱患者第一时间局部冰敷，患处严格制动，不宜手法按摩，避免反复损伤。后期或陈旧性损伤使用拔大筋手法配合运用中药熏洗。

5. **典型病例**

例1：王××，女，31岁，河南三门峡人，2014年4月17日初诊，主诉：扭伤致右踝关节肿痛、活动受限1日，现病史：1日前患者下楼梯时不慎扭伤右脚，随即出现右踝关节肿胀、疼痛，活动受限，不能站立及行走，伤后未予以重视，回家自行涂抹红花油于患处。第2天晨起发现右踝肿胀疼痛加重，皮温升高，遂来就诊。检查：右踝呈轻度内翻固定姿势，右外踝周围广泛压痛，踝前下方一横指压痛为最，局部可见青紫瘀斑，皮温略高，张力较大。右踝关节内收、外翻、背伸、跖屈等活动均受限。DR、CT示：右踝关节诸骨未见明显异常，间隙未见明显改变。

王宏坤诊断为：

中医：右踝筋伤。证属：气滞血瘀。

西医诊断：右外踝扭伤。

治法：凉血止痛，舒筋消肿。

治疗：先期给予冰敷及患肢功能位石膏制动；口服汤药（活血止痛汤加减）：当归6g、苏木6g、落得打6g、紫荆藤9g、地鳖虫9g、乳香3g、没药3g、三七3g、赤芍（炒）3g、陈皮3g、川芎2g、红花1.5g。5剂，水煎，每日1剂，分2次温服；佐以“栀黄止痛散”外敷。嘱患者卧床休息，抬高患肢保持中立位。

3天后青紫瘀血消失、肿痛症状缓解，6天后肿痛症状消失，踝关节活动恢复正常而愈。

例2：王××，女，31岁，河南三门峡人，2014年4月17日初诊，主诉：扭伤致右踝关节肿痛、活动受限6天，现病史：6天前患者下楼梯时不慎扭伤右脚，随即出现右踝关节肿胀、疼痛，活动受限，不能站立及行走，伤后未予以重视，回家自行间断涂抹红花油于患处。现右踝部肿胀减轻，疼痛未有明显改善，遂来就诊。检查：右踝呈轻度内翻固定姿势，右外踝周围广泛压痛，踝前下方一横指压痛为最，局部皮温略高。右踝关节内收、外翻、背伸、跖屈等活动均受限。DR、CT示：右踝关节诸骨未见明显异常，间隙未见明显改变。

王宏坤诊断为：

中医：右踝筋伤。证属：气滞血瘀。

西医诊断：右外踝扭伤。

治法：凉血止痛，舒筋消肿。

治疗：方药（桃红四物汤加减）：桃仁9g、红花6g、当归15g、川芎8、赤芍10g、熟地15g、枳壳3g、陈皮3g、生甘草3g。以上5剂，水煎，每日1剂，分2次温服；佐以“栀黄止痛散”外敷患处。嘱患者卧床休息，行足趾关节跖屈背伸、伸膝关节功能锻炼。

卧床期间给予“拔大筋”配合局部松解手法，每日1次；中药熏洗治疗，每日1次；以上综合治疗5日为1个疗程。1个疗程后肿痛症状基本消失，2个疗程后患者踝关节活动恢复正常，下地行走而愈。

九、痛风

1. 病机特点

痛风是由于嘌呤代谢紊乱，血尿酸增高，尿酸盐结晶在关节及周围组织沉积导致的关节炎症性疾病。临床以高尿酸血症、特征性关节肿痛反复发作、痛风石形成、慢性肾功能损害等表现为特征。一般发作部位为大踇趾关节、踝关节、膝关节等。长期痛风患者有发作于手指关节，甚至耳郭和软组织部分的病例。急性痛风发作部位出现红、肿、热、剧烈疼痛，一般多在子夜发作，可使人从睡眠中惊醒。痛风初期，发作多见于下肢的关节。

痛风性关节炎发作时关节红、肿、热、痛，属中医热痹范畴。对于痛风之中医病名，王宏坤非常认同国医大师朱良春教授的命名，即浊瘀痹。王宏坤认为本病的病因病机主要有血中有热，污浊凝涩；饮食不洁，酒色过度；正气不足，外感风、寒、暑、湿之毒；情志不畅，伤脑动神等，致内脏功能失调，气血偏盛，阴阳失衡，而诱发本病。王宏坤认为其发病或因内有血热，外受风寒，涉水立湿；或因饮食不节，姿啖肥甘，饮酒过度，损伤脾胃；或因劳倦过度，思虑伤脾所致。脾虚胃弱，升降失司，久必伤及肾气，肾气虚则气化不利，清浊不分，水湿内蕴久则化热。内外之邪相引，则易诱发本病。

2. **检查方法**

（1）症状、体征：痛风常在夜间突然发作，受累关节红肿、皮温高，剧痛、压痛及运动障碍，或伴有体温高。

（2）实验室检查痛风：血尿酸增高（血尿酸的正常值为男：149～416μmol/L，女：89～357μmo1/L），急性发作期可有白细胞增高，血沉增快，痛风石穿刺可见尿酸盐结晶。

（3）X线检查：X线表现为关节非对称性肿胀。

（4）痛风晚期在耳郭、尺骨鹰嘴及受累关节附近，可见到大小不等痛风石，破溃流出石灰状的白色尿酸盐结晶。

3. **治疗方法**

王宏坤认为本病急性期以湿浊、瘀热为主，当治其标，故可用清热祛湿、活血通络之法，则痛、肿可消。本病病久或迁延不愈则多影响肝、脾、肾功能，久病多虚、久病多瘀。故慢性期治疗当以补肾健脾、活血通络之法。

（1）内治法：

1）急性期：

临床表现：局部关节红肿，昼轻夜重，犹如虎啮。关节活动受限，在足者，站立、行走困难。烦躁气急，口渴喜冷饮或喜热饮，但饮水不多。脘闷纳少，肢体困重，无力，便溏尿黄。或有头痛发热，恶寒。舌质红或尖边红，苔黄腻或厚腻，脉濡数。

治法：清热利湿，疏风通络，消肿止痛。

方药：四妙汤加减。

加减：湿重者可选加土茯苓、蚕沙、车前子、萆薢等，脾滞者可选加芳香化湿之品苍术、藿香、佩兰、白豆蔻，红肿灼热者可加忍冬藤、海风藤等，瘀血重者加丹参、地龙、红花、赤芍活血化瘀。

2）慢性期：

临床表现：局部关节酸胀，疼痛或剧痛，逢阴雨、刮风时加重，关节不红不肿，喜暖恶寒，或关节僵硬、变形，屈伸不利，活动受限，神疲纳少，腰痛乏力。或在指尖、跖趾、耳郭等处有痛风结节，舌质淡、苔白或白滑，脉沉弦或沉滑或兼涩。

治法：健脾益气，补肾通络，疏风定痛。

方药：五苓散合桃红四物汤。

加减：气虚明显者加太子参，肝肾不足明显者加菟丝子、山茱萸、杜仲、续断等。

（2）外治法：

1）急性期：

选方：栀黄止痛散（王宏坤经验方，河南省中医院院内制剂）。组成：栀子、大黄、乳香、没药、姜黄、黄柏、木香、赤小豆、赤芍、白芷、麝香、冰片等。

用法：用蜂蜜调和外敷患处（根据肿胀面积确定敷药面积），用绷带加压固定，每24小时换药1次。

2）慢性期：

选方：熏洗一号方（王宏坤经验方，河南省中医院协定方）。

组成：伸筋草30g、透骨草30g、海桐皮30g、威灵仙30g、红花10g、细辛10g、苏木10g、白芷10g、制乳没各20g、制川草乌各20g。

用法：上方打碎后，装入布袋内加足量水煎煮，后置入容器内熏洗患处，每日1次。

4. 预防与锻炼

（1）控制体重、合理饮食是预防痛风的关键。应首先戒酒，尤其是啤酒，避免进食含高嘌呤的饮食。动物内脏、骨髓、海味等含嘌呤最丰富，鱼虾类、肉类、豌豆、菠菜等亦含有一定嘌呤，水果、蔬菜、牛奶、鸡蛋等则不含嘌呤。宜多饮水，以利于血尿酸从肾脏排出。

（2）坚持正确的运动和锻炼有助于痛风的治疗。痛风急性期要求严格制动休息，对于慢性期的痛风患者一般不主张参加剧烈运动或长时间体力劳动，如打球、跳跃、跑步、爬山、长途步行、旅游等。这些剧烈、时间长的运动可使患者出汗增加，血容量、肾血流量减少，尿酸、肌酸等排泄减少，出现高尿酸血症。但可以选择一些简单运动，如散步、匀速步行、打太极拳、跳健身操、练气功、骑车及游泳等，其中以步行、骑车及游泳最为适宜。这些运动的活动量较为适中，时间较易把握，只要合理分配体力，可以既起到锻炼身体之目的，又能防止高尿酸血症的效果。

5. 典型病例

患者，男，40岁，某餐饮企业负责人，2013年8月13日初诊。主诉：周身关节疼痛，反复发作3年，加重3天。病史：患者自2年前左足踝关节突发肿痛，夜痛甚，需服布洛芬、尼美舒利止痛。此后足踝、膝关节游走性疼痛反复发作，时感周身重滞不舒。与气候变化无明显关系。常于劳累、饮食不慎时发作。5天前左膝关节肿痛，色红，皮温高，不能行走。查体见左膝关节肿胀明显、局部皮肤发红、皮温高、压痛明显、浮髌试验（+）。食欲尚佳，但时有腹胀、大便黏滞，因关节肿痛而夜眠不安。舌质暗红，苔黄厚而腻，脉沉涩。中医诊断：浊瘀痹；西医诊断：痛风性关节炎。中医辨证：脾虚湿盛，郁久化热，湿热阻滞。治法：清热利湿，通络祛瘀，消肿止痛。处方：苍术12g、川牛膝15g、黄柏15g、薏苡仁30g、土茯苓40g、蚕沙12g、车前子10g、萆薢15g、丹参20g、地龙15g、红花10g、赤芍12g、海风藤15g、忍冬藤15g，取7剂。水煎口服，每日1剂，分早晚2次服。外用栀黄止痛散于膝关节局部贴敷，2日换药1次，共敷3次。二诊：服药后关节疼痛、皮肤红、发热明显缓解，肿胀也减轻，仍感关节乏力，僵涩，纳谷尚馨，脘闷腹胀，睡眠尚安，大便溏薄，小便短黄。舌质暗红，苔薄黄，根腻，脉沉弦而涩。治宗上法，稍事加减：去蚕沙、忍冬藤，加藿香、佩兰、白豆蔻继服7剂。同时继续外用栀黄止痛散于膝关节局部贴敷。三诊：药后膝关节红肿疼痛已除，唯站立久则肢体酸软，胃脘不适已除，纳可，大便日晨起一行。舌胖暗有齿痕，苔薄黄且腻。属湿热清而寒湿之象显露，治宜益气健脾，疏风利湿通络。处方；生黄芪20g、茯苓18g、桂枝15g、炒薏苡仁20g、泽泻10g、炒苍白术各10g、桃仁10g、红花10g、熟地黄12g、赤芍12g、当归12g、川芎12g、防己12g、忍冬藤15g， 14剂。配合中药“熏洗一号”水煎熏洗患处，每日一次，连续14日，后病情平稳。大便日1～2次，偶不成形。舌质淡，苔薄白，根微腻，脉沉滑。即见效机，治宗前法，守方再进14剂。并嘱注意饮食宜忌，调理巩固之。至今尿酸正常，未再复发。

十、跖痛症

1. 病机特点

王宏坤认为本病常因足部骨性结构异常（足横弓扁平等）、韧带缺乏弹性或人体承重时产生横弓塌陷，第2、第3、第4跖骨头下垂，挤压足底神经；或由于慢性劳损或跖骨头部遭受挤压的刺激等，产生损伤性神经疼痛。

2. 检查方法

王宏坤常采取局部触诊，患者前足跖面持续性灼痛，前足底有胼胝，蹠面压痛和侧方挤压跖骨头可减轻疼痛。压迫性跖痛症其临床表现为行走时前足阵发性放射痛，放射到邻近足趾，伴有感觉异常、跖面压痛，侧方挤压跖骨头可加重或引起疼痛。

3. 治疗方法

王宏坤采取手法治疗和药物治疗相结合的方法治疗本病。

（1）手法治疗：王宏坤常采取局部点穴法，患者仰卧，下肢伸直。医者先点按阴谷、阴陵泉、三阴交、太溪、照海、然谷等穴，然后以拇指点按、揉捻痛点，再以擦法使足底发热，每日1次，每次20分钟。

（2）药物治疗：外用药可选用活血止痛中药煎洗，如海桐皮汤、骨科外洗二方，每日2次，或外敷王宏坤经验方栀黄止痛散。

（3）其他疗法：

1）矫形疗法：穿合适的矫形鞋，垫高至骨头近端，减轻其对神经的压迫。并训练跖趾关节运动，做跖趾关节跖屈、背屈活动以增强肌力。

2）局部封闭疗法：在痛点行封闭治疗。

3）手术治疗：对于非手术治疗无效者，可选择手术治疗。

4. 预防与锻炼方法

王宏坤认为，本病主要与慢性损伤有关，如体重突然增加、长途行走，少部分是由于先天性发育异常、病后、纵弓平塌等致骨间肌虚弱，跖骨头横韧带则长期受损。也可由于长期穿高跟鞋或窄头鞋致骨间趾神经长期受压或刺激而发病。因此，不宜长期穿高跟鞋或窄头鞋，避免过久的站立和行走，特别是负重行走，应穿柔软、宽松的鞋子，同时应积极进行前足内在肌锻炼（如原地弹跳等），增强其肌力。本病只要及时进行合理的治疗，疗效还是满意的。

5. 典型病例

杨××，女，45岁，左侧前足跖面持续性灼痛半年余，行走时疼痛加重，平卧位时无明显不适，于2013年3月11日来诊，拍足部正斜位片显示：未见明显骨质异常。查体：左侧前足跖面局部压痛，舌淡红，苔白稍厚，脉弦。处理：局部痛点给予栀黄止痛散蜂蜜调和外敷，每日1次。

2013年3月18日二诊自述：左侧前足跖面持续性灼痛明显减轻，

嘱患者继续敷药巩固疗效。

十一、跟痛症

1. 病机特点

足跟部不适或疼痛，刚开始足部活动时及长时间足部活动后疼痛加重，严重者静卧时疼痛不得缓解。王宏坤认为本病多为跟部长时间受累，且不能充分休息，日久气血不和，累及筋骨。

2. 检查方法

王宏坤认为临床检查一定要仔细鉴别，结合病史，排除相关的疾病。

（1）摸诊检查：首先用摸诊法检查足跟部，跟骨足底前内侧处常有压痛。

（2）X线检查：跟骨侧位片显示跟骨底部骨质增生或跖筋膜有钙化点。

3. 治疗方法

王宏坤认为，在本病治疗时主要常用方法包括：按摩点穴、物理治疗、药膏外敷、中药内服、小针刀治疗。治疗方法选择上，王宏坤主张先简单、后复杂，先无创、后有创；这样对患者来讲既有效，又经济。

（1）按摩点穴：点按推压公孙、昆仑、申脉、涌泉、太溪等穴位。

（2）物理治疗：足底可用中频治疗、中药封包治疗等。

（3）中药内服：本病发生多为久站、久行使足底筋膜损伤等因素导致，王宏坤认为属气滞血瘀，经络受阻。处方：当归10g、川芎10g、生地黄15g、熟地黄15g、赤芍g、红花9g、炙甘草6g。患者如果患病时间很长，往往伴随筋骨损伤，因肝主筋、肾主骨，所以往往伴随肝肾不足。王宏坤认为应适当增加（临床常配合）补肝肾的药物。

（4）外敷药膏：王宏坤认为外用药物也需要辨别寒热，以寒证为主的一般可用狗皮膏、吡罗昔康贴剂外贴，或中药热敷；以热证为主的，如出现红肿较为明显的用栀黄止痛散蜂蜜调服外敷。

（5）小针刀治疗：对病程长，症状重的患者，王宏坤认为为了在最短时间内缓解患者痛苦，可以采用小针刀治疗，但作为有创治疗，要结合患者体质、承受能力等多方面考虑。

4. 锻炼方法

王宏坤认为在保证治疗效果的情况下，应尽早做功能锻炼，可以有效促进气血运行。

锻炼要适当，首先做不负重情况下的踝关节锻炼。随着症状的缓解，渐进性地增加活动时间、活动程度，直至正常活动。

5. 典型病例

例1：王××，女，53岁，2012年时长时间行走后出现双侧足部疼痛，遂来门诊就诊，给予针灸、口服药物，有所好转，2013年6月劳累后又出现疼痛，休息1周不能缓解，遂来就诊，摄跟骨轴侧位片显示跟骨底部骨质增生，舌淡红，苔白稍厚，脉弦涩。王宏坤认为患者属肝肾不足，气滞血瘀，治疗上给予足部推拿、点穴，以桃红四物汤加川牛膝15g、元胡20g、补骨脂15g、三七粉10g（另包冲服），7剂内服，嘱患者休息。治疗2周，患者自述行走后偶感足部疼痛，给予狗皮膏外敷，上方加生龙牡各30g、党参15g，7剂。服后自诉疼痛明显缓解。

例2：杨××，女，30岁，职员，自觉足跟部疼痛，曾经在外院做跟骨侧轴位DR片检查，未发现异常，曾常规口服洛索洛芬钠片，有缓解，停药后复发，于2013年5月来诊，临床摸诊，足跟底部前侧压痛明显。王宏坤辨证认为属于气滞血瘀，给予足部点穴按摩、口服舒筋活血胶囊，1周后症状有缓解，患者因工作忙，不能充分休息，要求能尽快解除痛苦，不愿再口服药物，经患者同意，局部麻醉下给予小针刀治疗，治疗后自觉疼痛消失。

十二、强直性脊柱炎

1. 病证特点

强直性脊柱炎（AS）是一种慢性全身性免疫性疾病，以侵犯骶髂关节和中轴关节为特征，也可不同程度累及眼、肺、肾脏等器官及心血管系统。本病多见于青壮年男性，主要表现为腰背、臀区疼痛及僵硬，活动后可缓解，或伴双下肢非对称性大关节炎；晚期可发生脊柱强直、畸形以至于严重的功能障碍。

2. 检查方法

（1）体格检查：腰椎活动度试验、指–地距、枕–墙距、胸廓活动度、“4”字试验等。王宏坤总结骶髂关节和椎旁肌肉压痛为多数患者早期的阳性体征，随后可见腰椎前凸消失，脊柱各个方向活动受限。

（2）影像学检查：X线表现有椎体的骨质疏松和方形变、脊柱骨赘、脊柱竹节样变。骶髂关节CT、MRI等可看到骨髓水肿和骨炎，对本病的早期诊断有很大帮助。

（3）实验室检查：ESR、CRP在活动期可升高，90%以上的患者HLA–B27阳性。

（4）诊断标准：

1）临床标准：

A．腰痛、晨僵 3 个月以上，活动改善，休息无改善。

B．腰椎额状面和矢状面活动受跟。

C．胸廓活动度低于相应年龄、性别的正常人。

2）放射学标准：

双侧骶髂关节炎≥II级或单侧骶髂关节炎III~IV级。

附：骶髂关节炎X线分级

0级：正常。

Ⅰ级：可疑变化。

Ⅱ级： 轻度异常，可见局限性侵蚀、硬化，但无关节间隙的改变。

Ⅲ级：明显异常，为中度或进展性骶髂关节炎，伴有以下1项或1项以上改变（侵蚀、硬化、关节间隙增宽或狭窄，或部分强直）。

Ⅳ级：严重异常，完全性关节强直。

3. 治疗方法

本病治疗主要手法包括按摩、中药热敷、中药内服。

（1）手法按摩：患者俯卧位，先以滚法施于背部两侧膀胱经，自大杼向下直至秩边，往返3～5遍，继之仍以滚法作用于督脉，从大椎向下至长强，往返3～5遍，在运用滚法的同时，逐渐配合脊柱按压3～5次。

（2）中药热敷：

处方：伸筋草30g、透骨草30g、海桐皮30g、威灵仙30g、红花10g、细辛10g、苏木10g、白芷10g、制乳没各20g、制川草乌各20g。

用法：将中药用醋打湿，置于布袋内，用蒸锅加热20分钟，待药袋温度皮肤能够适应时，将药袋放置于腰背部，再盖一厚毛巾保温，热敷约20分钟为宜。次日以同法热敷，每剂可使用 3 次。

（3）中药内服：王宏坤认为本病多因肾虚督寒、筋脉痹阻所致，多选用补肾温督、活血通脉、蠲痹止痛之药。另可口服根据王宏坤经验方研制的脊得舒丸。

处方：

1）穿山龙20g、仙灵脾20g、威灵仙20g、杜仲20g、桑寄生20g、鹿角霜6g、当归20g、丹参20g、鸡血藤20g、制乳没各6g。水煎服，日1剂，早晚各1次，15天为1个疗程。

2）脊得舒丸：柴胡、杜仲、狗脊、川牛膝、当归、木瓜、鸡血藤、川芎、制乳没、黄芩、白芍、地黄、五味子、白芷、三七、小茴香、全蝎、制半夏等药，制成水丸。每次9g，每日3次，15天为1个疗程。

4. 锻炼方法

鼓励患者适当锻炼，包括胸廓、腰部和肢体的运动，睡硬板床、低枕，防止脊柱畸形的发生。

具体如下：

1）深呼吸5~10次/日。

2）扩胸运动10~20次/日。

3）转体运动10~15次/日。

4）下蹲、腰背运动、弯腰运动3~5次/日。

5）床上：腰背肌锻炼20次，3~5min/次。

6）颈部侧屈、转头3~5次/日。

7）单杠、吊环悬挂2~3次/日，3~5min/次。

8）快慢跑100米起，逐日增长。

5. 典型病例

张××，男，29岁，近2年自感后颈痛、脊柱痛、腰痛，夜卧加重。畏寒，喜热饮，大便常溏泻，舌苔薄白，质淡，脉象沉弱。外院查ESR为36mm/h，HLA-B27（+），骨盆平片示：双侧骶髂关节面模糊。于2013年10月就诊，中医诊断“大偻，肝肾亏虚、肾虚督寒型”，西医诊断“强直性脊柱炎”。治疗上给予：①背部按摩每日1次。②中药热敷治疗每日1次。③中药内服：穿山龙20g、仙灵脾20g、威灵仙20g、杜仲20g、桑寄生20g、熟地15g、白芍24g、鹿角霜9g、鸡血藤20g、制乳没各6g、甘草6g，连用半月。④口服脊得舒丸，每次9g，每日3次，15天为1个疗程。

二诊：腰已不痛，颈项仍不适，夜睡梦多，舌苔薄白，脉沉弱。王宏坤云：体质虽健，脉象沉弱乃肾阳虚弱之症，并非一日一方可见功效。既知为强直性脊柱炎当以丸药徐图之：穿山龙60g、仙灵脾50g、威灵仙50g、杜仲45g、狗脊45g、桑寄生45g、熟地60g、山萸肉45g、枸杞子45g、怀牛膝45g、骨碎补30g、鹿角霜45g、炒白芥子30g、蜈蚣20条、生葛根60g，共为细末，蜜炼为丸，重10g，早午晚各服1丸，温水送下。

十三、类风湿关节炎

1. 病机特点

类风湿关节炎（RA）是一种病因未明的慢性、以炎性滑膜炎为主的系统性疾病。主要症状为晨僵、关节肿胀疼痛，以小关节为主，对称性发作，可伴有体重减轻、低热及疲乏感等全身症状，同时可累及呼吸系统、心血管系统、消化系统、神经系统等。最后可导致关节畸形及功能丧失。RA的发病可能与遗传、感染、性激素等有关。其病理主要有滑膜衬里细胞增生、间质大量炎性细胞浸润，以及微血管的新生、血管翳的形成及软骨和骨组织的破坏等。女性好发，发病率为男性的2～3倍。可发生于任何年龄，高发年龄为40～60岁。

类风湿关节炎属于祖国医学“痹证”范畴，《黄帝内经》有论：“风寒湿三气杂至，合而为痹。”王宏坤认为本虚标实是本病的病理特点，本虚为气血、阴阳、脏腑亏损，标实为外受风寒湿热之邪，内生痰浊瘀血之患。

2. 临床诊断标准

临床上以ACR1987年修订的RA分类标准和2010年ACR/EULAR关于RA新的分类标准诊断为主，具体如下：

ACR1987年修订的RA分类标准：≥4条可以确诊RA。①晨僵至少1小时（≥6周）。②3个或3个以上的关节受累（≥6周）。③手关节（腕、MCP或PIP关节）受累（≥6周）。④对称性关节炎（≥6周）。⑤有类风湿皮下结节。⑥X线片改变。⑦血清类风湿因子阳性（滴度>1∶32）。详见表1。

2010年ACR/EULAR关于RA新的分类标准

关节受累	血清学（至少需要1条）
1个大关节	RF和ACPA均阴性
2～10个大关节	RF和（或）ACPA低滴度阳性
1～3个小关节（伴或不伴大关节受累）	RF和（或）ACPA高滴度阳性
4～10个小关节（伴或不伴大关节受累）	
>10个关节（至少一个小关节受累）	
急性时相反应物（至少需要1条）	症状持续时
CRP和ESR正常	<6周
CRP或ESR异常	

参照以上诊断标准再结合实验室检查、影像学检查可以确诊RA。

实验室检查：血常规、尿常规、血沉、C-反应蛋白、生化（肝、肾功能，A/G）、免疫球蛋白、蛋白电泳、补体、类风湿因子（RF-IgM）、抗环状瓜氨酸（CCP）抗体、类风湿因子IgG及IgA、抗核周因子、抗角蛋白抗体，以及抗核抗体、抗ENA抗体、HLA-DR4及HLA-DR1亚型。

影像学检查：利用X线片、CT、MRI或超声判断是否有骨侵蚀，确定是否有滑膜炎。

必要时特殊检查：关节穿刺术或关节镜及关节滑膜活检。

3. **治疗方法**

王宏坤认为，类风湿关节炎治疗的主要目的在于减轻关节炎症反应，抑制病变发展及不可逆骨质破坏，尽可能保护关节和肌肉的功能，最终达到病情完全缓解或低疾病活动度的目标。治疗原则包括患者教育、早期治疗、联合用药、个体化治疗方案及功能锻炼。

在临床上王宏坤利用内外兼治的方法治疗类风湿关节炎效果明显，疗效独特。外治法主要是用王宏坤自己研制的栀黄止痛散外敷肿痛的关节部位，两天换一次，一般两次即可消除关节肿痛。内治法主要是中药汤剂，王宏坤把类风湿关节炎分为七型：寒湿阻络型，蠲痹汤加减；湿热蕴结型，三仁汤加减；阴虚内热型，六味地黄丸加减；寒热错杂型，桂枝芍药知母汤加减；痰瘀痹阻型，导痰汤加减；肝肾亏虚型，独活寄生汤加减；气血不足型，十全大补汤加减。病情较复杂者伴随有严重预后不良后果，病史较久，炎症指标较高者，或已有关节破坏者，再配合西药甲氨蝶呤口服，类风湿患者可得到很好的控制。

4. 练功与保护

王宏坤特别强调，功能锻炼是类风湿关节炎患者关节功能得以恢复及维持的重要方法。一般来说，在关节肿痛明显的急性期，应适当限制关节活动。但是，一旦肿痛改善，应在不增加患者痛苦的前提下进行功能活动。对无明显关节肿痛，但伴有可逆性关节活动受限者，应鼓励其进行正规的功能锻炼。在有条件的医院，应在风湿病专科及康复专科医师的指导下进行。

5. 典型病例

患者李某，女，32岁，以“双手指间关节肿痛4个月”为主诉初次就诊。症见：双手近端指间关节、掌指关节、腕关节肿胀疼痛，晨僵，时间>30min，无发热，乏力，怕冷，精神差。无家族史。实验室查：RF（+），CCP（+），ESR102mm/h，CRP86mg/L。舌质淡，苔薄白，脉沉细。中医诊断为“顽痹”，西医诊断为“类风湿关节炎”。中药给予蠲痹汤加减，配合西药甲氨蝶呤片1周1次，第一周2片，第二周3片，第三周4片，第四周5片，复查肝肾功能、血常规、血沉。1月后复查，患者双手指间关节疼痛肿胀症状明显缓解，抽血查：ESR21mm/h，肝功能（-），肾功能（-），王宏坤给予香砂六君子汤加减，继服甲氨蝶呤5片，巩固治疗，定期复诊。1年后患者来复诊时，症状已完全消失，甲氨蝶呤已经停服。

十四、腕管综合征

1. 病机特点

中医学认为腕管综合征属于“伤筋”范畴，由于急性损伤或慢性劳损，使血瘀经络，或风邪袭肌，寒湿浸淫，致气血流通不畅而引起发病。中医病因病机：伤后瘀血阻滞或感受风寒，造成腕管内容物体积增大，管道容量减小，引起神经系统的病变。

2. 检查方法

（1）体征：

1）感觉减退（主要为痛觉减退），以食指、中指末节掌面为多。

2）肌力减退和肌肉萎缩，以拇指展肌肌力减退为主，大鱼际的肌肉萎缩。

3）Tinel征（叩击试验）阳性，轻叩腕掌侧（正中神经受损的部位）出现其支配区麻痛感。

4）Phalen征（屈腕试验）阳性，极度屈腕并用力握拳1分钟，出现手部感觉异常的加重。

（2）辅助检查：

1）X线平片可了解腕骨部位有无骨、关节病理改变。

2）电生理检查包括神经传导速度测定及肌肉电位测定。

3）关节镜检查可以了解腕管内的病理改变，以进一步明确诊断。

3. 治疗方法

本病治疗主要有手法治疗、局部制动、药物治疗、封闭治疗、手术治疗。

手法治疗目的：增加局部组织痛阈，减轻腕管内组织水肿，使肌腱滑膜变薄，降低腕管内压力。

治则：舒筋活络，活血化瘀。

部位及取穴：鱼际、阳溪、大陵、阳池、合谷、劳宫、列缺、内关、外关、腕部阿是穴。

手法：可采用按法、揉法、摇法、擦法、拔伸法、腕屈伸法、弹拨等。

内服药：瘀滞证治宜选用活血通络，方可选用舒筋活血汤加减；虚寒证治宜调养气血，温经通络，方用当归四逆汤加减。

外用药：外敷栀黄止痛散。

4. 锻炼方法

（1）以健手指揉患肢内关、大陵、鱼际、合谷、阿是穴。

（2）再以掌根或大鱼际对患肢前臂掌侧、腕掌侧、手掌侧做揉法，总共治疗5~10min。

（3）加强练习手指屈伸活动及腕屈伸和前臂旋转活动，防止肌肉粘连和失用性肌萎缩。

5. 典型病例

例1：林××，女，27岁，从事文秘工作5年，经常使用电脑，以右手拇、食、中指疼痛、麻木6个月为主诉就诊。患者6个月前逐渐出现手的拇、食、中指疼痛和麻木感，并有夜间加重的表现，影响睡眠，当手部温度增高时更显著，劳累后症状加重。甩动手指，症状可缓解。偶可向上放射到臂、肩部。患肢可发冷、发困、活动不利。于2013年3月来诊，桡侧手指感觉麻木，局部压痛，肌电图检查示正中神经传导速度有改变。Tinel征（+），Phalen征（+），舌淡红，苔白稍厚，脉滑数。选取内关、大陵、鱼际、合谷针刺，留针20分钟，隔日1次。并结合揉拨按压法，沿神经、韧带或肌旋纤维成垂直方向，左右揉拨5分钟，然后缓慢向上推动，反复操作3~5遍，每日1次，使狭窄的腱鞘松解，粘连分离，并外敷栀黄止痛散，7天为1个疗程。嘱患者每天自行锻炼按揉内关、大陵、鱼际、合谷等穴位。

例2：张× ×，女，50岁，农民，手部正中神经支配区感觉减退甚至消失。鱼际肌肉萎缩、麻痹、肌力减弱，拇指对掌、外展无力，握力减弱。晨起时手指发僵，活动不灵敏，近来出现大鱼际肌处萎缩现象，手指握持无力。经对症治疗效果不明显。无外伤史。于2013年9月来诊，临床摸诊：大鱼际肌肉萎缩，Tinel征（++），Phalen征（+），超声测量正中神经的截面积增大，X线显示无异常。诊断：腕管综合征。给予十宣穴为主放血，结合大陵、劳宫、合谷、内关针刺治疗，针刺结束后配合用弹拨法弹拨患指，患者前臂及腕部垫枕，掌侧向上，用拇指指腹轻按揉前臂，沿屈指肌腱方向，并在外关、阳溪、鱼际、合谷、劳宫穴及腕部压痛点，重点按揉，以患者有酸胀感为度。并配合中药补阳还五汤7剂内服，后服桂枝汤加川芎15g、钩藤30g、红花15g、桃仁30g 。

第三章 经验文章

脊得舒丸结合整脊疗法治疗颈型颈椎病52例

孟庆良，郭会卿，郑福增，谷慧敏，杜旭召，周子朋，王振
（河南省中医院，河南郑州，450002）

［摘要］目的：观察脊得舒丸结合整脊疗法治疗颈型颈椎病的临床疗效。方法：52例门诊就诊的颈型颈椎病患者均采用整脊手法治疗，每次30min，每日1次；同时口服脊得舒丸（柴胡、杜仲、枸杞子、川牛膝、当归、木瓜、鸡血藤、川芎、制乳香、制没药、黄芩、白芍、地黄、五味子、白芷、三七、小茴香、全蝎、制半夏，打粉，制成水丸），每次9克，每日3次。以1个月为1个疗程，治疗2个疗程。结果：治愈45例，好转6例，未愈1例，有效率占98.08%。结论：脊得舒丸结合整脊疗法治疗颈型颈椎病有较好疗效。

［关键词］颈型颈椎病的治疗；治疗应用；脊得舒丸；整脊疗法

颈型颈椎病临床上极为常见，是最早期的颈椎病，也是其他各型颈椎病共同的早期表现，以颈部症状为主，故又称局部型。由于该病临床症状较轻，往往重视不够，导致反复发作而使病情加重。2010年7月至2011年7月，笔者采用脊得舒丸结合整脊疗法治疗颈型颈椎病52例，总结报道如下。

1. **一般资料**

52例均为本院门诊就诊的颈型颈椎病患者，其中男22例，女30例；年龄22~45岁；病程3~9个月；有明显落枕史9例，外伤史3例，从事电脑工作引起者35例，无明显诱因5例。

2. **诊断标准**

按照文献[1]颈型颈椎病的诊断标准：①主要表现为头、颈、肩疼痛等异常感觉，并伴有相应压痛点。②X线片检查提示有颈椎生理弧度改变或椎间关节不稳等。③除外颈部其他疾患（落枕、肩周炎、风湿性肌纤维织炎、神经衰弱及其他非颈椎间盘退行性变所致的颈肩部疼痛）。

3. **试验病例标准**

（1）纳入病例标准：符合诊断标准，自愿加入本试验并签署知情同意书者，可纳入试验病例。

（2）排除病例标准：①不符合诊断标准者。②合并心、脑、血管及肝、肾等严重危及生命的原发性疾病患者。③精神病患者。④妊娠期或哺乳期妇女。⑤同时应用其他药物或进行其他治疗，影响疗效判定者。

（3）中止、剔除病例标准：①不能坚持治疗者。②未按治疗方案执行者。③治疗过程中出现严重的其他并发疾病或病情恶化者。

4. **治疗方法**

采用整脊手法。方法：嘱患者取坐位，尽量放松全身，医者在患者肩部铺上按摩巾，以一指禅推法、滚法、揉法在颈项部、肩部常规放松10min；点按双侧风池、风府、夹脊、肩井、肺俞及阿是穴，每穴30s，以酸困为度；弹拨斜方肌、背阔肌、胸锁乳突肌，以痛点、肌肉附着点为主，每次15min；医者站在患者背后，用一肘部托住患者下颌部，手扶患者枕部（向右扳用右手，向左扳用左手），另一手拇指压在偏歪的棘突上，其余4指扶住被顶棘突的下方，先向上垂直拔伸颈椎片刻，待拉开椎间隙后，在维持拉力的情况下将颈部向患侧旋转35°~40°，在旋转的同时用拇指顶住偏歪的棘突，常能听到“咯噔”响声，拇指下有转动感，则整脊手法完毕；继续放松颈肩部肌肉3min。每次30min，每日1次。

同时口服脊得舒丸，药物组成：柴胡60g、杜仲60g、枸杞子60g、川牛膝60g、当归60g、木瓜60g、鸡血藤60g、川芎45g、制乳香45g、制没药45g、黄芩45g、白芍45g、地黄30g、五味子45g、白芷45g、三七30g、小茴香30g、全蝎30g、制半夏40g等。将以上药物打粉，制成水丸，每次9克，每日3次。以1个月为1个疗程，治疗2个疗程。

5. 疗效判定标准

参照国家中医药管理局颁布的《中医病证诊断疗效标准》[2]。治愈：临床症状消失，肌力正常，颈、肢体功能恢复正常，能参加正常劳动和工作。好转：临床症状有所减轻，颈、肩背疼痛减轻，颈、肢体功能改善。未愈：临床症状无改善。

6. 结果

治愈45例，好转6例，未愈1例，有效率为98．08%。

7. 讨论

颈型颈椎病又称韧带关节囊型颈椎病，急性发作时俗称“落枕”。该型颈椎病多因睡眠时枕头高度不合适或睡姿不当，颈椎转动超过自身的可动限度，或由于颈椎较长时间向一侧弯曲，部分椎间盘组织逐渐移向伸侧，刺激神经根而引起疼痛；若颈部肌肉受寒出现风湿性肌炎、项背肌劳损或颈部突然扭转等，亦可导致“落枕”样症状。该病早期可有头颈、肩背部疼痛，有时疼痛剧烈，不敢触碰颈肩部，触压则疼痛加剧，约有半数患者头颈部不敢转动或歪向一侧，若转动则往往和躯干一同转动，颈项部肌肉可有痉挛，有明显的压痛。中医学认为，肝主筋，肾主骨，故肝肾亏虚、筋骨衰退是该病的主要病因。《灵枢·经脉》曰：“骨为干，脉为营，筋为刚，肉为墙”，说明骨脉筋肉是构成机体形态和运动的主要结构，而这些结构的正常又赖于脏腑功能旺盛和经脉气血的通调，即所谓“肾主骨，藏精，精生髓，故肾亏则骨痿；肝主筋，筋附骨，肝血不足则筋失所养”。颈椎病多以筋骨为患，病情迁延，精血耗伤，因而肝肾受累最显著，表现出肝肾不足的病证。

脊得舒丸是采用本院名老中医王宏坤教授经验方制成的院内制剂，方中柴胡疏散退热，疏肝解郁，升举阳气；杜仲滋补肝肾，强壮筋骨；枸杞子补肝肾，强筋骨；川牛膝逐瘀通经，通利关节，利尿通淋；当归补血活血，调经止痛，润肠通便；木瓜舒筋活络，化湿和胃；鸡血藤补血活血通络；川芎为血中之气药，活血祛瘀，行气开郁，祛风止痛；制乳香、制没药活血止痛，消肿生肌；黄芩清热燥湿，泻火解毒；白芍养血敛阴，柔肝止汗；地黄清热凉血，养阴生津；五味子收敛固涩，益气生津，补肾宁心；白芷祛风湿，活血排脓，生肌止痛；三七活血化瘀，消肿生肌；小茴香开胃，理气散寒；全蝎熄风镇痉，散结通络；制半夏燥湿化痰。全方共奏滋补肝肾、强壮筋骨之效。整脊疗法可以调整椎体结构，放松紧张的肌肉。脊得舒丸结合整脊疗法治疗颈型颈椎病，既可以滋补肝肾，肝肾足则可濡养经脉，经气才能利，络脉才能合，又能使颈部肌肉紧张得到缓解，且方法简单，疗效肯定，值得临床进一步研究推广。

参考文献

[1]郑荣文．手法加中药治疗颈型颈椎病临床疗效观察[J]．浙江中西医结合杂志，2008，18（6）：387．

[2]国家中医药管理局．中医病证诊断疗效标准[M]．南京：南京大学出版社，1994．

临床治疗急性期腰椎间盘突出症185例报告

王霞

（河南省中医院，河南郑州，450002）

腰椎间盘突出症是骨科临床常见病症。自1995—2001年，作者采用中西医结合疗法治疗急性期腰椎间盘突出症患者185例，取得了满意的疗效。现总结报告如下。

1. 临床资料

本组185例，男105例，女80例；年龄24~60岁，平均38.5岁；首次发病者105例，有3天至6年腰腿痛病者80例，本次发病者1~5天；CT检查示L_4~L_5椎间盘突出者85例，L_3~L_4者13例，L_5~S_1者67例，L_4~L_5及L_5~S_1者20例；中央型12例，左侧96例，右侧77例。临床表现为单纯腰痛者58例，腰痛伴麻木者127例；间歇性跛行者28例，脊柱侧弯者75例；直腿抬高试验45°时阳性者165例，其中12例有交叉直腿抬高试验阳性，患椎管周压迫及叩击时，有放射痛者123例；膝腱反射减弱者88例，皮肤感觉障碍74例。

2. 治疗方法

（1）骶管封闭：用2%利多卡因10mL，醋酸强的松龙100mg，维生素$B_6$100mg，维生素$B_1$2500ug，注射用生理盐水20~40mL，配成封闭液。患者侧卧膝胸位，局部麻醉后，用针头垂直皮肤刺入，穿刺成功后，将配好的药液在1~2分钟内注入骶管。每周1次，3次为1个疗程。

（2）静脉滴注在骶管封闭30min后，患者卧床休息，同时静脉滴注5%葡萄糖注射液500mL+七叶皂苷钠20mg或20%甘露醇250mL，每天1次，7次为1个疗程。

（3）中药熏蒸患者仰卧在可控熏蒸床上，调好温度，对患部进行中药熏蒸。药用当归、生川乌、生草乌、防风、川芎、川牛膝、伸筋草、透骨草、红花、乳香、没药、艾叶、桂枝、独活等。每天1次，7次为1个疗程。上述治疗应在卧床休息的基础上先骶管封闭和静脉滴注，1周后再行中药熏蒸，一般需要2~3个疗程。

3. **治疗结果**

本组185例，经上法治疗2~3个疗程后按有关标准[1]评定，结果治愈164例，占88.6%；好转18例，占9.7%；未愈3例，占1.6%。

4. **讨论**

腰椎间盘突出症是椎间盘本身退行性变加上外伤或慢性劳损及外感风、寒、湿邪等综合因素引起纤维环破裂、髓核膨出所产生的一系列症状。对于急性期患者，引起腰腿痛、麻木的主要原因，一方面是由于突出的髓核组织使神经根局部受到刺激，组织细胞释放出大量组织胺类和含糖蛋白等致炎物质，产生无菌性炎症，导致局部充血、水肿、粘连。有研究证明，神经根有炎症改变的患者临床上表现为剧烈的根性疼痛症状[2]；另一方面，突出物对神经根的直接机械压迫，也可导致肢体麻木和各种功能异常。因此，在腰椎间盘突出症的早期治疗中，重点要消除神经根的水肿、炎症和粘连，解除疼痛症状。作者采用静脉滴注甘露醇或七叶皂苷钠可直接消除脊髓神经根水肿，消除自由基，改善微循环；骶管注射含激素类药物强的松龙，可发挥类固醇激素的强抗炎作用，消除受压神经根炎症和水肿，抑制成纤维细胞增生和局部粘连形成，阻断“压迫—水肿—压迫”的恶性循环；利多卡因具有较好的麻醉止痛作用，能使腰部肌肉松弛，阻断“疼痛—肌紧张—疼痛”的恶性循环[3]；B族维生素可促进神经功能的恢复。诸药协同作用，可迅速消除水肿，解除疼痛。但应注意在骶管注射时，应时刻观察患者有无不适，防止过敏反应和血管损伤。患者疼痛基本解除后，可适当采用牵引疗法，纠正腰椎后关节突紊乱，改变椎间隙，形成负压，使突出的椎间髓核还纳，解除对神经根的压迫，使症状彻底消失。中药熏蒸，可使皮肤和患部的血管扩张，促进局部血液循环，并使药物蒸汽直接进入患部，消除炎症物质，发挥所用中药的温经通络、舒筋活血、理气止痛作用。

参考文献

[1]国家中医药管理局. 中医病证诊断疗效标准[M]. 南京：南京大学出版社，1994.

[2]吴闻文，吴树勋. 腰椎间盘组织磷酸酶A2活性水平与神经根性疼痛的关系[J]. 中国脊柱脊髓杂志，1996，6（1）：2.

[3]夏令杰，孟凡民，宋文阁，等. 硬膜外腔注射不同组合药物对兔神经根炎症及硬膜外粘连的疗效观察[J]. 中华麻醉学杂志，2001，21（8）：479.

双掌逆推法治疗胸椎小关节紊乱症52例

王霞

（河南省中医院，河南郑州，450002）

［关键词］胸椎小关节；紊乱；推拿；双掌逆推法

胸椎小关节紊乱，中医又称“错骨缝”，多由于间接暴力造成的肋间软组织牵拉伤，以及肋椎关节半脱位引起的胸部疼痛和呼吸运动受限，该病在骨伤科临床中较为常见。患者常出现胸椎局部牵拉痛、放射痛、咳嗽痛、旋转痛，可自愈，不易引起重视，重者若不及时治疗常带来较大的痛苦。笔者近年来采用双掌逆推法配合中药外敷治疗此病52例，疗效满意，报告如下。

1. 临床资料

本组患者52例，男31例，女21例；年龄最大58岁，最小16岁；病程最长1~2周，短者2天，多以青壮年为主。症状及分度：①轻度：

胸椎关节或椎骨关节患侧足太阳膀胱经循行路线上患处有沉、困、酸胀不适感，有时有轻度疼痛及压痛点，脉微数，舌苔薄白。②中度：胸椎关节患侧足太阳膀胱经循行路线上患处有明显疼痛，深呼吸、翻身及扭身时疼痛加剧，脉弦数，舌苔薄黄。③重度：胸椎关节（棘突旁）至太阳膀胱经循行路线上微肿、疼痛，摸之有灼热感，肌肉僵硬，有明显压痛感，有时向上或向下放射痛，头身不敢转动，脊柱前屈后伸受限，脉弦数，舌苔微黄。

2. **治疗方法**

采用双掌逆推按压法使患者术前排空大小便，精神放松，俯卧于平板床上，双下肢自然松开，与肩等宽。术者站立于患者患侧，嘱患者精神放松，全身肌肉放松，解除其紧张、恐惧心理状态，在患者背部及患处进行轻度按抚手法（全掌揉法）按抚3~5遍，以缓解局部肌肉紧张，再令患者深呼吸，在呼气将尽时用双掌按压患处，同时快速用力向相反方向推按，听到“咯嗒”的响声即达到复位的目的，然后用轻度按抚手法，按抚2~3遍结束。患者当即感到局部疼痛减轻或基本消失，查体时，局部压痛点基本消失，或少有沉、酸困等不适感。双掌逆推按压法治疗后，局部压痛减轻或基本消失者，可外敷消肿止痛散，内服活血化瘀药物，配合治疗。

3. **治疗结果**

（1）疗效标准。痊愈：胸背部疼痛消失，活动、呼吸不再受限，恢复正常；好转：胸背部局限性疼痛减轻，但深呼吸时仍有轻微疼痛；无效：疼痛未有减轻。

（2）治疗结果。52例患者经过治疗，痊愈43例，占82.6%；好转6例，占11.6%；无效3例，占5.8%。

4. **讨论**

胸椎关节包括胸肋关节、肋横关节、后突等在正常情况下，椎骨之间借椎间盘、韧带和关节相连，各关节运动功能和韧带息息相关。胸椎小关节紊乱症是胸椎关节受到过猛外力或病变的作用，使关节发生异常变异而产生的疾病。如在某种运动中，所受外力超过了韧带的应力，即能造成关节损伤、韧带交锁、滑膜嵌顿、关节错缝错位等，或在身体姿势不正、没有任何思想准备的情况下，突然受到强烈的外力作用或猛扭身躯或劳动时受力过大过猛，均能使韧带损伤嵌顿、关节错位而造成关节紊乱，继则通过神经、肌肉、血管变异，导致气血瘀滞、经络不畅，从而引起局部肿胀、疼痛，呼吸困难，翻身痛，深呼吸、转头及咳嗽时疼痛加重，有时出现上肢及肩肿部放射疼痛等症状。

胸椎小关节紊乱症的临床诊断，目前只能靠触诊，结合发病原因及体征来进诊断。胸椎关节的“错缝”一般只有几毫米，所以X线检查一般呈非阳性反应。用触摸来分辨骨关节间微小的错位存在与否、方向如何、移位程度，确实存在困难。但是，在了解骨、关节和软组织解剖结构的基础上，熟悉各个体表标志，经长期的临床实践和体验可达到“手摸心会”“心当手巧”“以手扪之，自悉其情”的水平。采用双掌逆推按压法治疗本病时，手法要稳准、巧，使“骨错缝”闭合，交锁韧带还其正常，从而使受阻经脉气血通畅，疼痛消失，功能恢复正常。应该注意，严重心脏病、胸椎结核、肿瘤患者及孕妇、老人胸椎骨折者、身体极度虚弱者禁用。

外敷栀黄止痛散治疗膝关节创伤性滑膜炎50例临床分析

王勤俭，王宏坤
（河南省中医院，郑州，450002）

膝关节创伤性滑膜炎指急慢性创伤使膝关节滑膜组织受到机

械、生物、化学性的刺激，引起滑膜充血水肿，滑液过度分泌，吸收减少，从而产生以膝关节肿胀疼痛反复发作、功能受限、肌肉萎缩等为主要临床表现的疾病。2008年1~6月，我们采用栀黄止痛散外敷治疗膝关节创伤性滑膜炎患者50例，疗效满意。现报告如下。

资料与方法：同期收治的膝关节创伤性滑膜炎患者100例，男23例，女77例；年龄10~80岁，病程2小时至10年。均符合1994年国家中医药管理局发布的中医病证诊断标准，有外伤史或劳损史；膝关节肿胀、膨隆、胀痛，屈膝困难；浮髌试验阳性；关节穿刺抽出淡粉红色液体，表面无脂肪滴。病情为轻度（关节肿胀较轻，疼痛可忍受，不影响睡眠；关节重压疼痛；关节活动轻度受限，可从事正常工作和生活）16例、中度（关节肿胀明显，但可分清附近骨性标志，疼痛尚可忍受，影响睡眠；关节轻压即疼痛，活动明显受限，不能从事正常工作和生活）31例、重度（关节肿胀明显，附近骨性标志不清，疼痛难以忍受，严重影响睡眠；触及关节皮肤即疼痛，关节活动丧失，生活不能自理）3例。将100例患者随机分为治疗组和对照组各50例，其一般资料具有可比性。治疗组应用栀黄止痛散（用蜂蜜调和）外敷患处（根据肿胀面积确定敷药面积），用绷带加压固定，每24小时换药1次。对照组应用消肿止痛贴贴于患处，1贴/次，1次/天。两组均治疗7~20天，随访3~6个月。观察两组症状、体征变化并判定疗效，采用SPSS 10.0软件对总有效率进行Ridit分析，检验水准$\alpha=0.05$。

结果：治疗组临床治愈（疼痛肿胀消失，关节活动正常，浮髌试验阴性，随访无加重）14例、好转（膝关节肿痛减轻，关节活动功能改善）32例、无效（症状无改善，有肌肉萎缩或关节强硬）4例，总有效（临床治愈+好转）率为92.0%，对照组临床治愈6例、好转35例、无效9例，总有效率为82.0%，治疗组总有效率显著高于对照组（$\rho<0.05$）。

讨论：膝关节创伤性滑膜炎属于中医“筋伤”范畴。王宏坤认为：①无论是急性损伤还是慢性损伤，都要经历5个阶段，即“伤”“炎”“痉”“挛”“变”。各种原因导致软组织损伤后可产生无菌性炎症，刺激神经感受器，从而引起相应软组织痉挛，长期反复刺激使患处因缺血而变性。②滑膜损伤后其血管扩张，血浆、红细胞和白细胞等外渗到关节液中，导致纤维蛋白沉积，滑膜细胞活跃、增生，并产生大量滑液；滑液中含有白细胞、红细胞等破裂后释放的大量胆红素、黏液素等，可使滑膜增生肥厚、粘连及软骨萎缩，从而引起关节肿胀、疼痛及活动受限。本研究显示，治疗组总有效率显著高于对照组。可能机制：①外用药物可直接通过皮肤吸收，由表及里，直达病所。②栀黄止痛散为王宏坤自拟外用验方，方中栀子、大黄可破瘀通脉、消肿散结为君药；乳香、没药、姜黄、黄柏可加强活血化瘀之功，木香、赤小豆、赤芍、白芷、白芨行气利水消肿，麝香、冰片开窍通络，引领诸药，促使药物吸收，是为佐使。全方寒温并用，相得益彰，共起化瘀通脉、消肿散结、解痉止痛之效。

总之，外敷栀黄止痛散治疗膝关节创伤性滑膜炎效果确切，且使用方便，费用低廉。

王宏坤骨伤手法精要

邓素玲

（河南中医学院第二附属医院，河南郑州，450002）

［关键词］王宏坤；中医师；骨伤手法治疗；推拿；按摩；点穴

王宏坤主任医师，自幼习医，从事骨伤科临床工作40年，治验颇丰。擅长骨伤杂病的辨证论治，非常注重手法整复，往往手到病除。笔者有幸跟师学习数年，深感老师对各种手法的运用，不仅熟练，且有其独到之处。现根据笔者的学习体会介绍如下，以飨同道。

1. 手摸心会　掌握病情

据病损的变异情况，选择复位的途径和方法，以“四两拨千斤”的巧力、严谨准确的动作，达到复位目的。治疗颈肩腰腿痛等痹证，则手法宜由轻渐重，由浅入深，随病情深浅、部位的不同，随时变换不同的手法，法随手出，简捷自然，灵活有序。王宏坤认为，手法治疗一忌盲目施法，无的放矢；二忌蛮力粗暴，强拉硬扳，造成新的损伤。

王宏坤对《医宗金鉴》“手摸心会”的理论推崇备至。他认为，骨伤科疾病病种繁杂，损伤程度、性质、部位有别。在治疗前除一般的望、闻、问、切之外，必须对损伤部位做细致的摸诊，以便于全面掌握病情。王宏坤临证时，总是反复触摸病变部位，用手来感知损伤的细微差别，以分清损伤的性质、程度、移位情况，以及有无肿块、条索、结节等，并仔细观察患者对触摸按压的反应，询问检查时患者的特殊感觉，由此来确定病源所在，分清主次关系，制定手法治疗方案。正如《四诊抉微·问诊》所云：“使其受病本末，胸中洞然，而后或攻或补，何愁不中乎。”

2. 辨证施治　稳巧灵活

《医宗金鉴·正骨心法要旨》云：“一推一拿，视其虚实酌而用之，则有宣通补泻之法，所以患者无不愈也。”“必素知其体相，识其部位，一旦临证，机触于外，巧生于内，手随心转，法从手出。”王宏坤运用手法，讲究辨证施法，往往因病而异，因人而异，针对不同的病情、体质，选择的手法也不尽相同，且多以简单轻灵的手法达到矫偏纠错的目的。如在治疗软组织损伤、痉挛等症时，王宏坤常强调用沉稳持久、缓和有力的按摩、弹拨手法，来达到解除痉挛、缓解疼痛之目的。对骨伤脱位，则强调手法要稳巧灵活而不生硬。

3. **随证取穴　通经补泻**

《灵枢·本脏》云："经脉者，所以行气血而营阴阳，濡筋骨利关节者也。"骨伤诸证多与经络受阻、气血运行不畅有关。王宏坤认为，人体气血、阴阳的平衡失调，可以通过经络反映于体表的某些部位；外界的风寒湿邪侵袭人体，可以在某些局部形成病变，同时也可通过经络影响内在的脏腑功能。而按摩点穴疗法既可通过通经活络调整阴阳气血以达到对整体的治疗作用，又可通过局部的治疗使患处的痉挛、粘连得以松解。因此，王宏坤临床上非常重视疏通经络，把点穴作为按摩推拿的一个重要环节，将循经取穴、患部周围取穴和以痛为俞的取穴方法相互结合，要求取穴要精、选穴要准、点穴要透、补泻要明。认为顺经为补，逆经为泻；顺转为补，逆转为泻；点穴方向向心为补，离心为泻；刺激强度缓摩轻揉为补，急摩重按为泻。如对颈椎病急性期颈部活动受限者，可重点天宗，逆推夹脊，反揉风池，急拿肩井；病久体弱之人，则应缓揉颈后及夹脊，轻点风池与天宗，缓拿肩井，并选配合谷、三里等强壮穴，以鼓舞正气，驱邪外出。

4. **筋骨并重　矫偏纠错**

王宏坤认为，筋主束骨而利关节，骨之功能离不开筋之运动，无论是骨折、脱位等急性损伤，还是退变、劳损等慢性损伤，多先伤其筋后伤其骨。而手法所施，不外筋骨皮肉，施治目的除舒筋活络之外，还应使筋骨复常，就是对骨错缝、筋出槽、组织粘连等解剖位置异常而影响功能者，施以特殊手法，使之复位，恢复功能。如胸椎小关节错位，采用俯卧位，双手逆向推按的复位手法；颈椎扭伤，采用颈部旋转法；腰椎关节错位，采用侧卧斜扳法；腰椎关节错位，采用坐位转腰法；骶髂关节错位，采用过伸扳法；肱二头长头肌腱滑脱，采用旋臂推按法。这些复位手法配合理筋、弹筋等手法，常能使患者的痛苦迅速得到解除。若硬在此状态下进行治疗，不仅不易成功，且易造成损伤。因此，消除患者的紧张心理，避免其不自觉地对抗治疗就显得十分重要。对于因痛甚不能配合者，适当给予点穴止痛，以改变其被动或强迫状态体位，为治疗创造条件。对于紧张、恐惧的患者，可采用转移注意力的方法，如问答法、呼吸法，在分散患者注意力的同时，轻灵施法，临床上每用每效，很受患者好评。

5. 放松精神　医患配合

手法治疗时医生与患者的精神状态是王宏坤临床上强调的又一重要方面。他要求医生首先要放松自己，调匀呼吸，仪态端庄，谐和自然；切不可闭气屏息，急于求成，最忌不顾患者痛苦，强力施治。患者治疗前每因紧张、疼痛刺激或对施治方法缺乏了解而产生恐惧，以致肌肉痉挛，姿势僵硬。

6. 结语

王宏坤对手法治疗十分认真，具有自己的一整套治疗方法和独到见解。治疗作风简捷、利落，又恰到好处，这与观察细致、诊断明确、技法娴熟分不开。更重要的是王宏坤将中医辨证施治的思想和现代解剖学理论相结合，将手法施治的技巧性和目的性紧密结合，理论上更加充实、严谨，使手法按摩这一古老技术焕发了青春，保持了勃勃的生机。

王宏坤教授从肾论治腰痹经验举隅

史栋梁，王宏坤（指导）
（郑州市中医院，河南郑州，450002）

［关键词］腰痹；从肾论治；王宏坤；名医经验

河南省中医院王宏坤教授是全国名老中医药专家学术经验继承

指导老师，是河南省中医药管理局中医事业终身成就奖获得者，从事中医正骨临床教学、科研40余载，学验俱丰，尤其对腰痹的治疗有独到的见解，擅长从肾论治，效果颇佳。笔者有幸拜师王老门下，受益匪浅，下文拟就其对从肾论治腰痹经验做一介绍，以飨同道。

腰痹病以阳虚者为多，阳气虚则风寒湿邪乘虚客于经脉，气血必为之瘀滞。《灵枢·百病始生》谓："邪之所凑，其气必虚"，说明了痹证发病的基础在于正气不足。《素问·痹论》中提到"所谓痹者，各以其时重感于风寒湿之气也""以冬遇此者为骨痹"及"骨痹不已，复感于邪，内舍于肾"，认为因感受风寒湿邪或因扭伤所致的腰脊痛，经久不愈而多兼肾虚。腰椎支撑人体上半部，在身体各部运动中起枢纽作用。腰为肾之外候，督脉及足太阳膀胱经夹脊、贯脊，所以腰痹病的病因主要是肾气不足、外邪（多为寒邪、湿邪）侵袭，或扭、闪、劳损。

笔者侍诊时，见王老临床辨治腰痹，首先辨明虚实。一般说新病多实证，久病多虚证。因感受风寒湿邪或因外伤所致的腰痛病，经久不愈多兼肾虚；反之，肾气不足也易感受风寒湿邪，或易受扭、闪等外伤。腰痛"悠悠戚戚，屡发不已"，是肾虚腰痹病的主要表现。腰痹以阳虚者为多，阳气虚则风寒湿邪乘虚客于经脉，气血必为之瘀滞。所以王老常以温阳补肾为治疗腰痹的主要方法。在辨证论治的前提下，注意运用温督、补肾、强筋壮骨药物，如羌活、独活、桑寄生、牛膝、杜仲、补骨脂等。在长期临床实践中，王老自拟温阳益肾方，加减应用治疗腰痹，取得了良好效果。

例：患者男性，32岁，农民。2012年10月17日初诊。主诉：腰部疼痛1年余，加重伴活动受限1周。病史：患者由于长期弯腰工作，1年来腰部持续酸沉胀痛，遇劳累和寒冷时加重。早晨腰部僵硬，活动后疼痛减轻，中午疼痛较轻。近来腰部酸困冷痛，弯腰转身受限，卧床则翻身困难。舌质淡，舌苔白滑，脉弦滑。MRI示：$L_{4\sim5}$和$L_5\sim S_1$

椎间盘突出。诊断：腰痛病；证属肾虚湿滞；治以补肾助阳，化湿通滞。处方：白术60g、伸筋草30g、补骨脂30g、茯苓30g、干姜18g、桑寄生30g、独活18g、丹参30g、川牛膝30g、香附18g、甘草6g，取7剂，水煎服。10月24日二诊，患者服药后腰部酸痛减轻，守上方再服7剂。10月31日三诊患者症状基本消失，劳作过度后稍感腰酸。为巩固疗效，改用外敷栀黄止痛散（河南省中医院院内制剂，王老经验方研制），蜂蜜调，3日1贴；内服益肾消痛丸（河南省中医院院内制剂，具有温阳益肾、化湿消痛之效），每服6g，1日3次，连服10天。

按：此腰痹为寒湿之邪侵袭腰部，经脉闭阻，阳气不能宣达而得。治以补肾活络、温脾除湿为主。仲景方用“甘草干姜茯苓白术汤主之”。用药以白术、茯苓健脾除湿，干姜温运脾阳，宣达阳气，桑寄生、补骨脂、川牛膝益肾，独活、香附祛风湿，蠲痹止痛，更以丹参活血通络，效果奇佳，白术甘温无毒，故可重用。

王宏坤手法治疗颈肩综合征49例

邓素玲

（河南省中医院，河南郑州，450002）

［关键词］王宏坤；颈肩综合征；手法治疗

王宏坤主任医师是全国第二批中医高级学徒导师，从事中医骨伤临床、教学数十年，对颈肩腰腿痛及软组织病的治疗有独到见解，临床上非常注重手法整复，往往手到病除。笔者有幸跟师学习数年，深感老师对各种手法的运用，不仅熟练，且有其独到之处。现将跟师治疗的49例颈肩综合征总结如下。

1. **临床资料**

本组病例共计49例，其中男26例，女23例；年龄最大76岁，最小37岁；病程最长3年，最短半个月。本组病例均有不同程度的颈肩部疼痛，肩关节活动受限，颈后棘突旁压痛，可向患肢肩、臂部放射，压痛处棘突有轻度偏移。臂丛牵拉试验、压顶试验阳性。X线检查可见颈椎曲度消失，$C_{4\sim5}$间隙变窄，或椎体缘增生，椎间孔变小。

2. **治疗方法**

体位：患者取坐位，医者立于患者背后。

准备手法：医者一手扶其前额，另一手以轻手法反复揉捏颈后风池穴至肩井穴；棘突旁有硬结或条索者，在局部用稍重手法做深部揉拨，直至颈部肌肉放松、硬结或条索散开变软为准。

治疗手法：医者一手托患者下颌，另一手以拇指推患处偏移的棘突，嘱患者头略向前倾，放松精神，医者双手配合，稍用力向前上方拔伸，并使患者头颈慢慢向患侧旋转，当旋转至最大限度时，稍用力加大旋转，可闻及一弹响声。

整理手法：点揉风池、肩井、天宗、肩贞、肩内俞、曲池、合谷、外劳宫等穴。嘱患者抬举上肢、转颈，寻找阻碍运动的痛点，做轻手法揉按，直至肩臂运动正常。

3. **治疗结果**

治愈：临床症状消失，肌力恢复正常，颈、肢体功能恢复正常；好转：临床症状减轻，颈、肢体疼痛减轻，功能改善；未愈：症状无改善。本组49例，治愈27例，好转21例，无效1例。

4. **典型病例**

高××，女，72岁，退休干部，半个月前不明原因左肩关节疼痛，伴左上臂前外侧及前臂中上段桡侧疼痛，夜间尤甚，肩关节活动受限，按照肩周炎治疗效果不显著。来诊后，检查其颈部左侧压痛，颈椎间隙处尤甚，并向肩臂部放射，牵拉试验（+），压顶试验

（+），无肌内萎缩，肌力及腱反射无异常。诊断为颈肩综合征，给予手法按摩、复位等治疗，治疗7次后临床症状基本消失，左手上举、外展活动自如。

5. **讨论**

本病属神经根型颈椎病，与肩周炎不同，应诊断为“颈椎病”更为贴切。此种颈椎病的发生主要是因为颈椎间盘突出或小关节退变等原因引起，当椎间孔变小，压迫颈神经根时，出现经肩顶至上臂外侧、前臂桡侧的放射性疼痛，同时会影响肩关节的外展、后伸、上举等运动。临床检查时可发现除颈肩及上臂外侧沿线压痛外，常在其颈部可找到压痛点，但肩周炎疼痛的好发部位却常无疼痛。由此，再结合颈部X线检查则容易明确诊断。

王宏坤认为，本病多因长期伏案工作或外伤劳损致颈肩经络痹阻，肌肉痉挛，导致颈部脊柱的平衡失调、失稳，颈椎生理曲度改变，神经根受压，表现出一系列颈及肩臂部疼痛、麻木、活动受限等症。因此，治疗上应首先采用轻手法在颈部做软组织松解按摩，舒筋活血，使局部肌肉痉挛得到缓解。

王宏坤教授治疗交感神经型颈椎病经验

王霞　郭中华

（河南省中医院，河南郑州，450002）

［关键词］交感型颈椎病；脊椎拔伸调曲手法；心理疏导；名医经验

王宏坤教授是全国第二批名老中医学术经验继承工作指导老师，师承洛阳平乐郭氏正骨名医高云峰，从医五十余年，善于手法治疗各种疾病。在治疗交感神经型颈椎病时，王宏坤善于采用“脊柱拔伸调曲手法”结合“心理疏导”，此法经过临床实践证实效果良好，现将其对交感型颈椎病的认识及治疗方法报告如下。

1. 对交感型颈椎病的认识

（1）交感型颈椎病的发病原因：王宏坤认为交感神经型颈椎病是由于年龄的增长，颈椎发生老化或因颈部软组织慢性积累性劳损所致，炎症刺激或压迫交感神经纤维所引起的一系列反射性植物神经功能紊乱的症候群。当颈椎退变或严重劳损后即会造成颈椎失稳，王宏坤认为“颈椎失稳”是指颈椎受到各种致病因素后产生的椎体失稳，具体是指：一是在纵轴的旋转致其棘突不共线；二是在横轴的移位致颈椎小关节紊乱等，即“颈椎骨错缝，筋出槽”。现代研究证实“骨错缝、筋出槽”包括两个方面的内容，一是脊柱关节结构的异常；二是脊柱关节功能的异常[1]。清代吴谦所著《医宗金鉴·正骨心法要旨》：“若脊筋隆起，骨缝必错，则成枢偻之。或因跌仆闪失，以致骨缝开错……”颈椎失稳可发生于颈1~7椎，但多见于颈2椎体。有报道称颈椎病患者多数有椎体棘突偏歪，且C_2椎体偏歪占80%[2]。

王宏坤认为颈椎失稳后致使附着其上的肌肉、韧带受到牵拉，一方面引起肌肉、韧带痉挛或轻微撕裂，从而产生疼痛（包括颈部局部疼痛和头痛）；另一方面颈椎横突孔内的椎动脉受到挤压，颈部交感神经受到刺激可导致椎动脉血液动力学及交感神经兴奋或抑制改变，继而产生各种临床表现，如头晕耳鸣，恶心呕吐，汗出，胸闷气短，心悸，烦躁，睡眠欠佳，记忆力减退，注意力不易集中，焦虑，抑郁，视力模糊，眼睛干涩，面部及上肢皮肤感觉异常如凉、热等。王宏坤还认为不同椎体错位，其症状表现会有差异，这与现代椎体与神经解剖学的关系完全一致。比如心律失常多与颈椎与第5胸椎错位的关系比较密切[3]。因此，心悸伴肩颈不适、时常落枕、伏案工作者，在治疗上首先进行触诊检查其颈胸结合处是否有错位，并确定错位椎体的偏歪方向和程度、部位和节数等，以便于手法复位。

（2）交感型颈椎病的心理变化：王宏坤认为交感型颈椎病可见于慢性退行性疾病，亦可见于急性损伤，但多见于慢性退行性疾病，因此其具有病程长和病程反复的特点，会在患者内心引起严重的不良情绪和心理反应。这些不良的情绪和心理反应随着时间的迁延，会发展成各种形式的心理障碍如焦虑症、抑郁症、恐惧症等[4]，这不仅影响疾病的康复治疗，而且对以后的学习、生活、工作和社会活动都有较大的影响，因此王宏坤认为心理疏导在此显得非常重要。

2．治疗方法

（1）拔伸调曲手法：具体操作如下。

1）项背肌松解：患者坐位或俯卧位，术者用点按、揉捏、弹拨等手法松解颈项肌、斜方肌和菱形肌等3～4min。

2）拔伸牵引：项背肌松解后，术者立于患者背后，术者一手托住患者下颌，另一手托住患者后枕部，双手同时用力向上徐徐牵引约1~2min。

3）调曲手法：根据X线表现，采用不同的手法来调整颈椎生理曲度。以患者棘突向右侧偏歪为例，令患者坐于一矮凳上，医生站立在其背后，用拇指进行触诊，自上而下。因寰椎（第一颈椎）无棘突，故可依次触摸到第2至第7颈椎的棘突。偏歪的棘突，往往有压痛。以前胸顶住患者枕部，用右肘前部托住其下颌部向上牵引，适当右旋，以左拇指端顶住偏歪棘突的右侧，向左侧推动，可听到响声或偏歪棘突复位时的移动感。复位完毕后，头部置于中立位，再次进行检查，如未复位，可重复上述动作。如偏歪棘突已复位，可再次适当行按揉及理筋等手法处理项背软组织。复位完毕后，头部置于中立位，再次进行检查，如未复位，可重复上述动作。如偏歪棘突已复位，可适当行按揉及理筋等手法处理项背软组织。

（2）正确的心理疏导：交感神经型颈椎病患者由于临床表现

重，所以大部分患者心理负担较重，治疗前应向患者详细讲解病情，缓解患者的精神压力，具体方法如下：①呼吸训练和放松治疗。②支持性心理疗法，即进行医学知识的讲解及心理保健教育。③心理暗示疗法，转移患者注意力。④鼓励患者增强战胜疾病的信心、鼓励其参加轻松的文娱活动，如听音乐、唱歌、散步等。

3. 典型病案

陈××，男，42岁，3个月前出现颈枕部疼痛伴头晕、恶心，时有心慌等症状，多次在西医院治疗后症状仍未明显缓解，患者精神极度焦虑。后至王宏坤门诊就医，经患者诉说病情后，王宏坤初步认为是寰枢关节半脱位继而引起的交感神经症状，行颈椎正侧位加张口位X线片示：寰枢关节左宽右窄，颈椎第2棘突与其他棘突不共线。王宏坤观片后应用王氏脊柱拔伸调曲手法进行整复。令患者坐位，先松解颈项肌、斜方肌和菱形肌，然后拔伸牵引患者颈项部，其后运用调曲手法令低头右旋至最大限度，以左拇指端顶住第2椎体偏歪棘突的右侧，向左侧推动，以右手托住患者下颌向右旋转，双手同时用力可听到响声或偏歪棘突复位时的移动感，再进行适当行按揉及理筋等手法处理项背软组织。在行手法整复时王宏坤边做手法边叮嘱患者，令其深呼吸，并和患者聊家常以转移患者注意力，施术完毕后嘱患者回家后注意少低头、适当活动颈部等。5天后患者再次来门诊诉说症状明显得到缓解，王宏坤再次重复治疗后患者病情得到治愈。

4. 讨论

交感型颈椎病是颈椎病中的一种类型，该病属祖国医学中“项痹病”“眩晕病”范围。中医认为颈椎是足太阳经、督脉循行之处，外伤、劳损及风寒湿邪的侵入，皆可导致督脉和足太阳经气血阻滞不通，导致疼痛、麻木、不能约束骨骼和稳定关节，以致产生“骨错缝、筋出槽”。督脉统领五脏六腑经脉，与足太阳经气相通，其总领诸阳的作用是通过足太阳经和足少阴经的作用实现的，针刺、推拿刺激脊柱及局部穴位感受器，反射性地降低交感神经的兴奋性，缓解肌肉或血管痉挛，促进局部血液循环[5]。传统医学认为其发病与“经筋”关系密切，而针灸、推拿疗法是“经筋”病的主要疗法之一[6]。王宏坤的拔伸调曲手法能够充分松解颈项背部肌肉，调整颈椎结构序列、曲度，恢复脊柱的稳定性，达到新的动静力学平衡，从而使临床症状解除。此外，交感型颈椎病多数具有病程长和病程反复的特点，会在患者内心引起严重的不良情绪和心理反应。有研究表明，颈椎病患者的康复理疗效果与心理治疗明显相关[7]，按照“生物—心理—社会”综合医学模式采取身心兼顾、疾病治疗与康复并进的全面康复方法，才能取得良好的疗效。因此对于接受保守治疗的颈椎病患者选择有效而可行的心理干预方法非常必要。

参考文献

[1]张开勇，庄园，詹红生．等．棘突不共线在颈椎“骨错缝、筋出槽”诊断中的临床应用［J］．中国骨伤，2013，26（12）：47–49.

[2]郭建涛．手法治疗椎动脉型颈椎病临床疗效观察[J]．按摩与导引，1998，4：13–14.

[3]杨福申，杨大冬，杨大力．实用整脊医术[M]．北京：人民卫生出版社，2004.

[4]宓忠祥，刘松怀，祁长凤．脊髓损伤患者的心理问题及康复策略［J］．中国康复理论与实践，2003，9（2）：97–99.

[5]杨军雄，张建平，于建春，等．脊柱调衡合气街干预治疗各型颈椎病：随机对照研究[J]．中国针灸，2013，33（7）：582–586.

[6]杨仁亮，杨爽．针刺牵引按摩合中药离子导入治疗颈椎病200例[J]．中国民间疗法，2010，32（4）：36–38.

[7]张锦明，陆明，金峰．心理治疗对椎动脉型颈椎病治疗效果的影响[J]．中国临床康复，2002，16（6）：2406–2408.

针刺肩痛穴配合补肾蠲痹汤治疗肩周炎的临床疗效观察

郭中华　王霞
（河南省中医院风湿骨病科）

［摘要］目的：评价肩痛穴配合补肾蠲痹汤治疗肩周炎治疗的临床疗效及安全性。方法：2011年9月至2013年4月，取采用针刺肩痛穴配合补肾蠲痹汤治疗肩周炎患者58例，其中男23例，女35例。年龄43~62岁，中位数51岁。右肩39例，左肩27例，双肩18例。病程1.5个月至9个月，中位数4个月。X线显示肩关节未见明显异常。均行针刺肩痛穴配合补肾蠲痹汤治疗口服，每天1剂，每日2次，所剩药渣布包外敷，共15天，15天后进行疗效评定。结果：治疗后随访3~6个月，治愈30例，显效17例，有效6例，无效5例，总有效率91.38%；结论：针刺肩痛穴配合补肾蠲痹汤治疗肩周炎，可以改善局部血液循环，缓解疼痛，促进关节功能恢复，值得临床推广。

［关键词］肩周炎；补肾蠲痹汤；肩痛穴；临床疗效

笔者采用补肾蠲痹汤治疗肩周炎患者58例，取得较好疗效。现报告如下。

1. 临床资料

（1）一般资料：本组肩周炎患者58例，其中男23例，女35例；年龄43~62岁，中位数51岁。单肩39例，双肩18例。病程1.5个月至9个月，中位数4个月。X线显示肩关节未见明显异常。均行针刺肩痛穴，隔天1次；补肾蠲痹汤口服治疗，每天1剂，所剩药渣布包外敷，共15天，15天后进行疗效评定。

（2）诊断标准参考国家中医药管理局1994年颁布的《中医病证诊断疗效标准》[1]：①慢性劳损、外伤筋骨、气血不足复感受风寒湿邪所致。②好发年龄在50岁左右，女性发病率高于男性，右肩多于左肩，多见于体力劳动者，多为慢性发病。③肩周疼痛，以夜间为甚，常因天气变化及劳累而诱发，肩关节活动功能障碍。④肩部肌肉萎缩，肩前、后、外侧均有压痛，外展功能受限明显，出现典型的“扛肩”现象。⑤X线检查多为阴性，病程久者可见骨质增生。

（3）排除标准：①不符合上述诊断标准者。②颈椎病、冠心病等肩外疾病引起肩痛者。③肩关节脱位、肩关节结核、肩关节化脓性关节炎、肱骨外髁颈骨折等肩内疾病引起肩痛者。④胸廓出口综合征、臂丛神经炎、肩-手综合征等周围神经疾病引起肩痛者。⑤患有严重心、肺、肾等疾病及精神病、糖尿病者。⑥不能坚持治疗者。

（4）治疗方法：

1）患者正坐或平躺。定位：位于腓骨小头与外踝连线的上1/3处，即足三里穴下2寸，偏外1寸。解剖：在腓骨长肌与趾纵伸肌之间，深层为腓骨短肌，布有胫前动静脉肌支和腓浅神经。取穴原则：交叉取穴；如为双肩则取双侧穴位。针刺特点：以针刺腓浅神经或腓深神经出现的针感为宜。针感：以触电似针感向足背、足趾和踝关节传导出现的麻胀感为宜。手法：上下提插针刺手法。

2）给予补肾蠲痹中药汤剂治疗，处方为熟地黄18g，当归10g，白芍、杜仲各15g，川断、仙灵脾各12g，鸡血藤30g，川牛膝、虎杖、金雀根各15g，威灵仙30g，独活12g，甘草8g。偏寒加制川乌、制草乌、细辛；偏风加防风、秦艽；偏湿加炒苍术、生薏苡仁；偏热加黄柏、忍冬藤；瘀血阻络加水蛭、红花；阳气亏虚加巴戟天；急性期可加入补骨脂。药渣装入纱布袋中放入蒸笼内，蒸热后，热敷于肩周，早晚各1次，每次30min。并嘱患者加强功能锻炼。15天为1个疗程。

2. 结果

所有患者均获随访，随访时间3~6个月，中位数4个月。参照

《中药（新药）临床研究指导原则》中的有关标准[2]拟定。治愈：肩部疼痛消失，肩关节活动范围恢复正常；显效：肩部疼痛明显缓解，肩关节活动范围明显改善；有效：肩部疼痛基本缓解，肩关节活动范围部分改善；无效：治疗前后比较临床症状无改善。结果本组治愈30例，显效17例，有效6例，无效5例，总有效率为91.38%。

3. 讨论

本病属中医学“漏肩风”“冻结肩”“五十肩”等，是以肩关节疼痛为主的病症。本病早期肩关节呈阵发性疼痛，常因天气变化及劳累而诱发，以后逐渐发展为持续性疼痛，并逐渐加重，昼轻夜重，夜不能寐，不能向患侧侧卧，肩关节向各个方向的主动和被动活动均受限。肩部受到牵拉时，可引起剧烈疼痛。肩关节可有广泛压痛，并向颈部及肘部放射，还可出现不同程度的三角肌的萎缩。中医学认为，年老体弱、肝肾不足、气血亏虚、风寒湿邪侵袭、劳损为其外因，血不荣筋为内因。辨证属“痹证”范畴。肩周炎属本虚标实，本虚为肝肾亏虚，气血不足；标实为风、寒、湿、痰、瘀乘虚侵入，痹阻经脉而出现疼痛诸症。因此，确定“补肾”治其本，蠲痹通络而治其标。组方中用熟地、杜仲、川断、仙灵脾、川牛膝补益肝肾，当归、白芍、鸡血藤、红花活血化瘀，金雀根活血通脉，威灵仙、独活、虎杖祛风胜湿、散寒止痛，甘草调和诸药。药渣热敷患处，可使局部血液循环加快，局部皮肤毛孔扩张，使药物直接由皮肤汗腺渗入，毛细血管扩张促进药物透皮吸收，使药物直达病灶并借助热力刺激作用改善局部血液循环，增加温通经脉、活血化瘀的作用。内外合用，以奏补气活血之功。并嘱患者注意加强肩关节功能锻炼，以利于肩周炎的治愈。肩痛穴是平衡针灸穴位其中之一。平衡针灸学[3]是由北京军区总医院王文远教授成功创立的传统医学与现代医学在针灸领域相结合的一门现代针灸学。平衡针灸学的作用原理是把医生的指令性信息通过针刺神经输送到高级中枢系统。大脑中枢调控指挥中心接到信息后，迅速对高级中枢指挥系统进行应激性调整，调动体内储存的中枢递质，再通过神经指挥系统对失调与病变部位的子系统进行对症性调控，释放大量的能量物质和机体免疫功能，提高机体的镇痛效应，增强机体消炎和代谢作用等。对原来失调的病理状态和物质代谢紊乱过程，进行间接干预，通过自我修复达到一个新的平衡状态。这种平衡状态的形成是利用针灸外因刺激手段激发调动患者机体的平衡调控系统的功能来实现的。

本组患者治疗结果显示，采用针刺肩痛穴配合补肾蠲痹汤口服治疗肩周炎，可以有效改善局部血液循环，缓解疼痛，促进关节功能恢复，值得临床推广。

参考文献

[1]国家中医药管理局．中医病证诊断疗效标准[M]．南京：南京大学出版社．1994.

[2]郑筱萸．中药（新药）临床研究指导原则[M]．北京：中国医药科技出版社．2001.

[3]王文远．中国平衡针灸[M]．北京：北京科学技术出版社．1998.